シリーズ●安全な暮らしを創る 11

植田武智

コモンズ

危ない電磁波から身を守る本

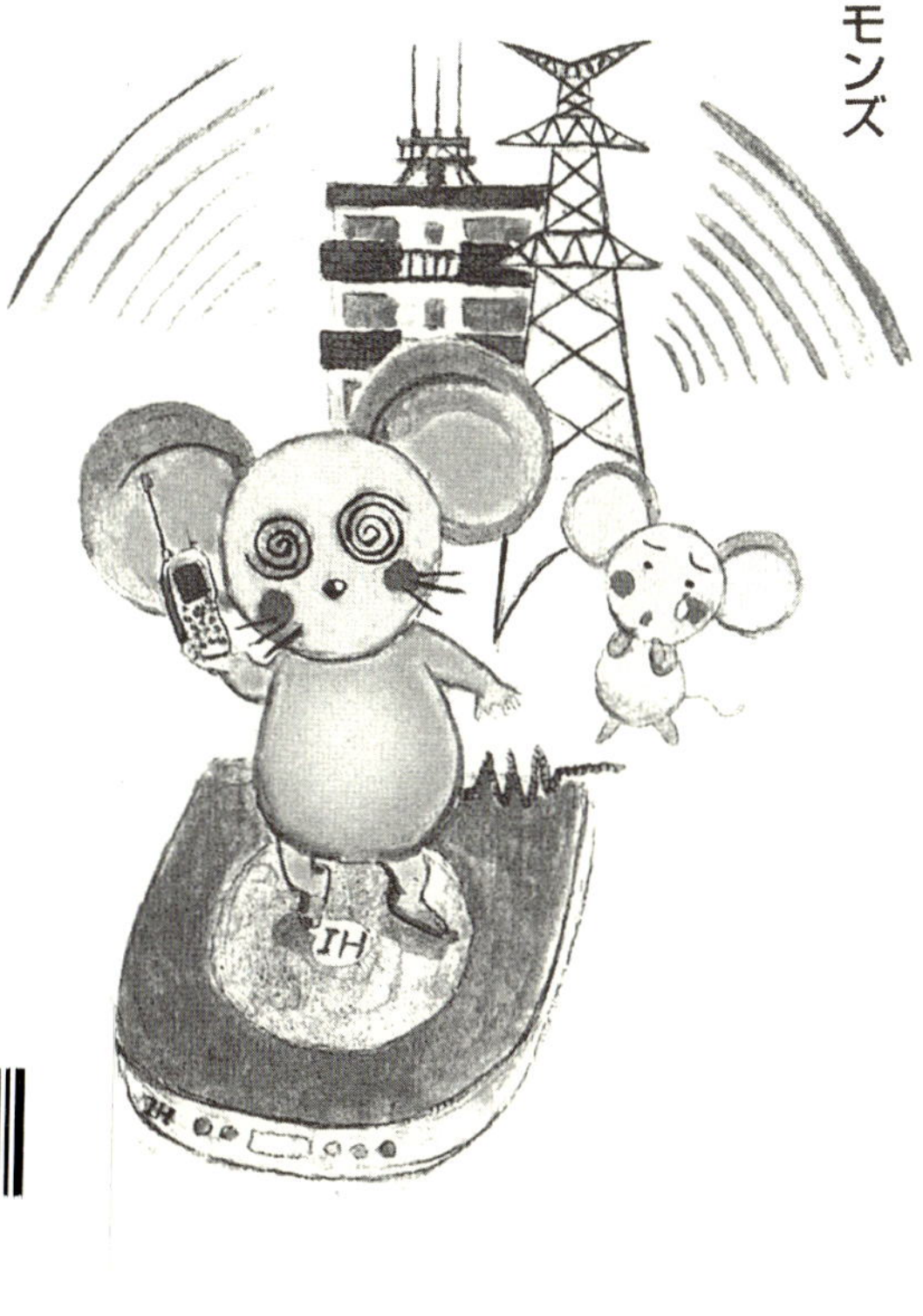

JN268313

はじめに

あなたは携帯電話のアンテナを引っ込めたまま、頭に近づけて長時間、使っていませんか？　携帯電話から発生する電磁波の半分以上は、頭に吸収されます(第4章)。しかも、動物実験によると、脳に浸透した電磁波は神経組織を破壊するのです。でも、イアホンマイクを使い、頭から離して通話すれば、頭が浴びる電磁波を１００分の１以下に減らせます。

また、さまざまな家電製品から電磁波が発生しています(第3章)。とくに強い電磁波を発生させているのがＩＨ調理器。30㎝以上離れなければ、流産の発生率が高くなる可能性のあるレベルの電磁波を浴びてしまいます。それを避けるには、できるだけ離れて、使う時間を短くしなければなりません。

電磁波の人体への影響は未解明な部分も多いのですが、影響をもっとも受けやすいのは小さな子ども、赤ちゃん、胎児です。そうしたお子さんをお持ちのお母さんや、これから赤ちゃんを産む可能性がある女性たちに、この本をぜひ読んでいただきたいと思っています。電磁波の問題はわかりにくいという印象をもたれがちなので、できるだけわかりやすく書くように努力しました。

私たちの身のまわりに存在する危険(かもしれない)なものの多くには避けるための表示や指針値があり、公的な対策もある程度とられています。しかし、電磁波には、情報も対策もほとんどありません。送電線や携帯電話の中継基地局など、個人では解決が不可能なものへの対策に企業や政府を動かすには、まず電磁波の危険性を理解する人びとが増えることが必要です。この本が、電磁波に不安を感じたり気をつけたいと思っている人びとの役に立ち、社会的な対策を進める一歩に寄与できることを願っています。

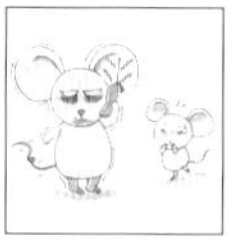

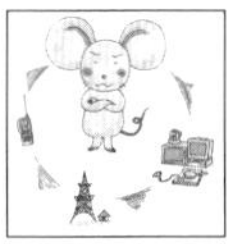

装幀・イラスト 日高真澄

◆電磁波に関係する用語と単位◆

⑴周波数と波長(くわしくは22～24ページ参照)

電磁波は、光と同じ速さ(秒速30万km)で進む。周波数とは、1秒間に変化する波の振動数。波長とは、1周期の波(1回の振動)で進む距離。周波数が高くなるほど、波長は短くなる。

周波数の単位はヘルツ(Hz)。1ヘルツは1秒間に1回の振動を意味し、波長は30万km。1キロヘルツ(kHz)＝1000ヘルツ、1メガヘルツ(MHz)＝100万ヘルツ、1ギガヘルツ(GHz)＝10億ヘルツ。

⑵電磁波の強さと単位

電磁波の強さは、電場、磁場、電力密度などで表される。

①電場

V/m(メートルあたりのボルト)。

②磁場

A/m(メートルあたりのアンペア)。ただし、通常はガウス(G)、テスラ(T)が使われる。日常的な場面では、ミリガウス(mG)、マイクロテスラ(μT)が多い。

0.8 A/m＝10 mG＝1 μT。送電線の影響で小児白血病の発症率が2倍になると指摘されている値が4 mG。

③電力密度

携帯電話の中継基地局などからの電磁波の強さは、電力密度＝1㎡の平面を通過する電力量(W/㎡)の単位を使う。1 W/㎡＝0.1 mW/㎠。

⑶比吸収率(SAR)

電場、磁場、電力密度が電磁波そのものの強さを表すのに対して、電磁波のエネルギーがどれくらい人体に吸収されるかを示す値。薬にたとえれば、電力密度は1錠の中の薬の含有量(mg/錠)、SARは何錠摂取したかにあたる。

電波など100 kHz以上の高周波の基準に採用されており、人体の組織1 kgあたりに吸収される電力の割合(W/kg)で表す。テレビやラジオの放送電波のように身体全体が電磁波を浴びる場合は、全身SAR値(0.08 W/kg)が適用される。携帯電話の普及で、身体全体の浴びる量は小さくても、頭部など身体の一部分に集中的に浴びるようになった。そこで、身体の一部分の最上限の値として、任意の組織10 gあたりの局所SAR値(2 W/kg)という基準値が決定され、携帯電話について2002年6月から施行された。

⑷とくに注意する必要のある電磁波

日常生活のなかでとくに気をつけたい電磁波は、超低周波と高周波である。

超低周波(300 Hz以下)：とくに送電線や家庭電気製品から発生する50 Hz、60 Hzの電磁波。

高周波(10 kHz～3000 GHz)：とくに携帯電話で使用されるマイクロ波(300 MHz～3000 GHz)。

第1章

電磁波過敏症が増えている

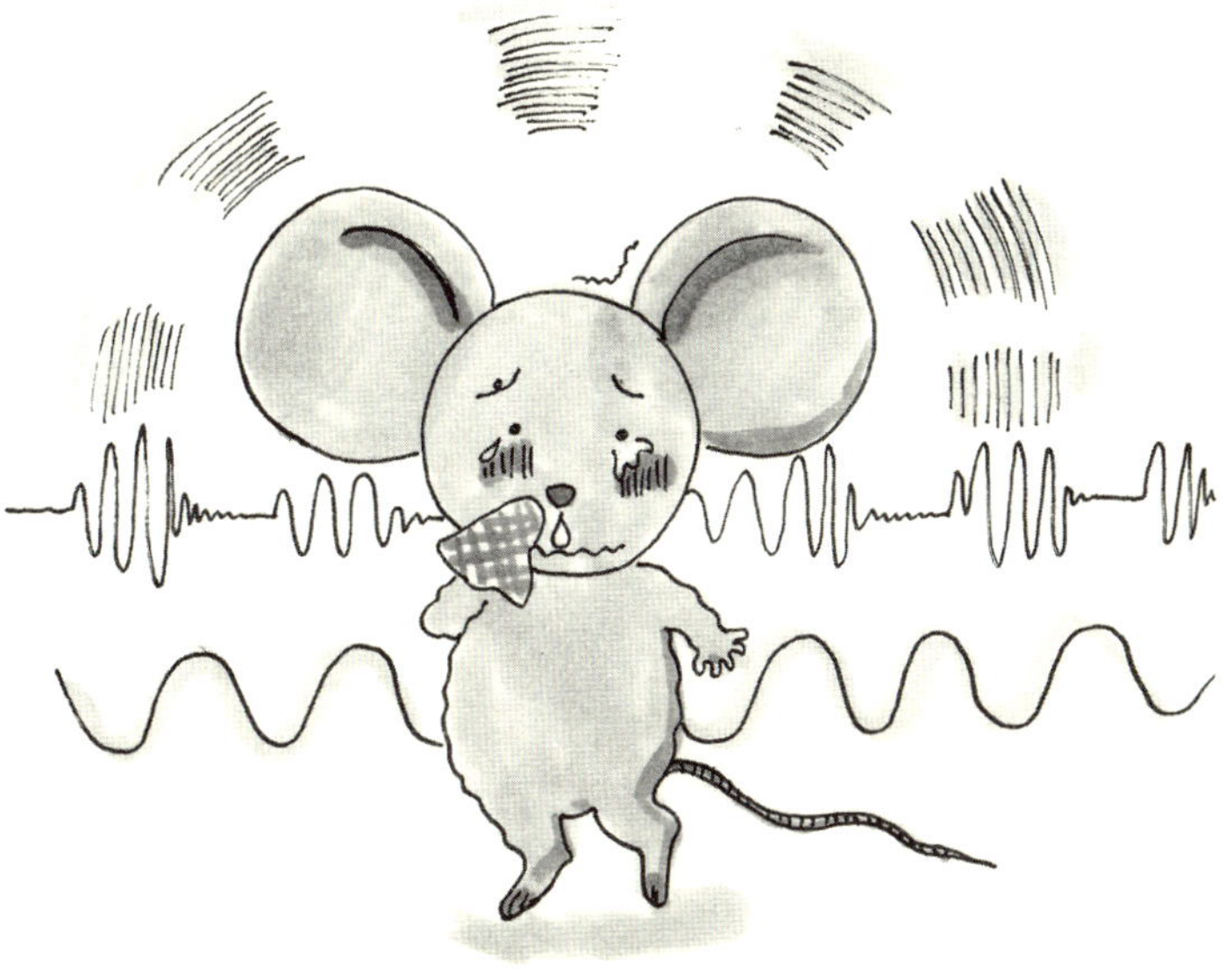

1　ある日突然、症状が起きる

発生量が不明確な電磁波

目に見えず、匂いもしない電磁波。たとえば、送電線からどれくらい出ているのか、あなたはわかりますか？　電車で横に座った人が携帯電話でメールを打っているときは、どうでしょうか？

発生量や発生源がはっきりしないのは、ふつうに考えてもイヤですね。しかし、一般には感じない微量な電磁波に対して高い感受性をもっている人の場合は、「わからない」ではすみません。ただ感じるだけではなく、頭痛やめまいなどの症状が現れるからです。症状には個人差があり、動《どう》悸《き》、関節の痛み、不眠症など多岐にわたりますが、いずれも電磁波が原因なので、電磁波過敏症と呼ばれます。

ここでは、2人のケース（仮名）を紹介しましょう。いずれも、症状は突然に起こりました。

近くの人の携帯電話で意識がもうろう

ひとりは、1967年生まれの女性・坂本直美《さかもとなおみ》さんです。

坂本さんは8階建てマンションの最上階に住んでいました。屋上に携帯電話の中継基地局が設置された2001年12月から、不快な症状に悩まされるようになったと言います。

まず、頭痛、めまい、動悸。そして、急に熱くなって汗が出たり、逆に手足が冷たくなってしまったりなど、自律神経に不調をきたしたような症状です。もっとも困るのは不眠。横になっても、頭が両側から締め付けられる感じがするのです。身体の筋肉が勝手にビクッと動いたり、ひどいときには、寒くもないのに体中が小刻みに震えて、朝まで一睡もできません。

しかも、徐々に症状が悪化。外出先で頭がほてった感じがおさまらなかったり、突然ものすごい動悸がしたり、視力が急に落ちたような感じに襲われたりしたそうです。

マンションを出て、実家に移ってしばらくすると、不思議と少しずつ症状は改善していきましたが、次のような症状は続きました。

① 送電線の下に入ると、頭痛や頭を締め付けられる感じがある。歩いていると、ぜんそくのようなせきが止まらなくなる。

② 電子レンジ、電気カーペットの近くにいると、ふらふらしたり、頭が熱くなったり、耳のあたりで脈を打つ感じがしたりして、つらくなる。

③ 知らずに電磁波の強いところに長くいると、だんだん頭がボーッとしてきて、首や肩、背中が凝《こ》る。近くの人が携帯電話で話しているだけで、ひどく動悸がしたり、体中がカーッと熱くなって冷や汗が出て、意識がもうろうとなる日もある。そんなときは、電波がどっちの方向からきているか、だいたいわかる。通話が終わると、不快な症状もおさまる。

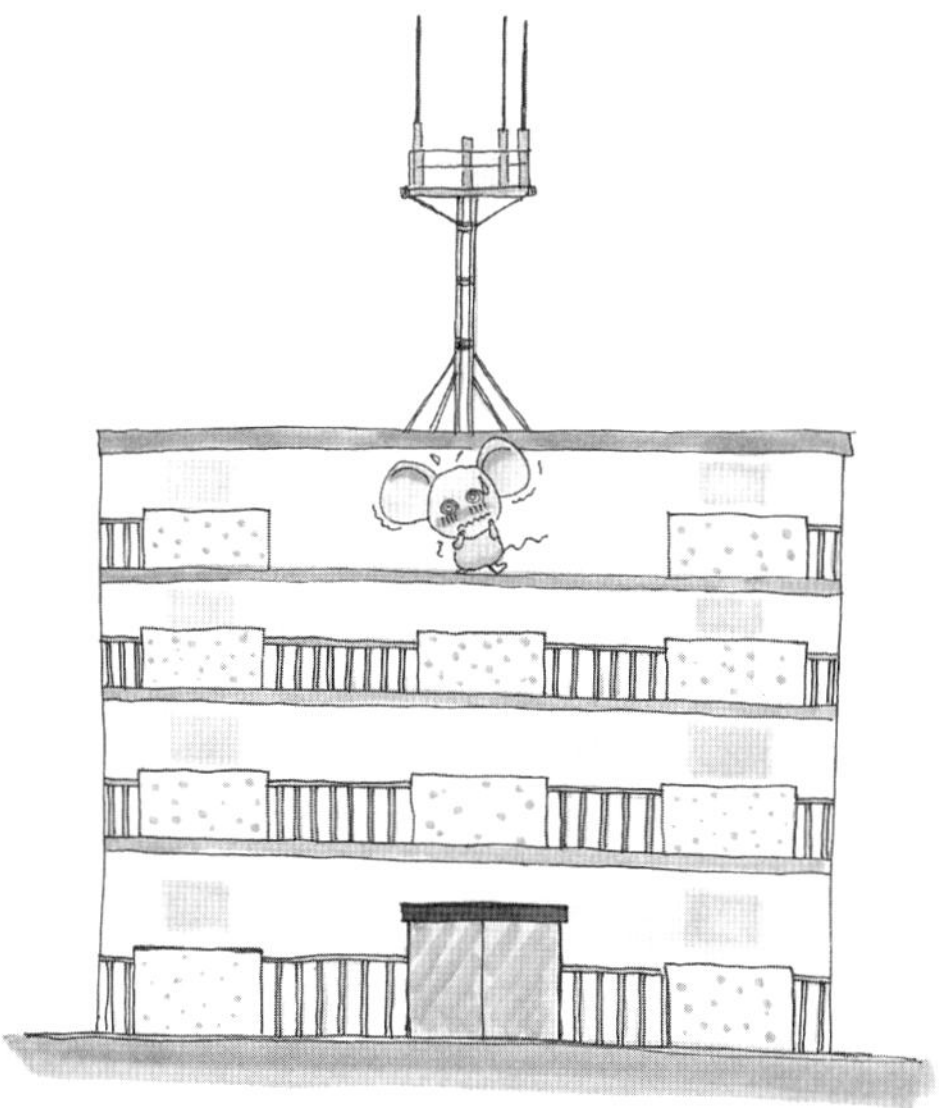

④ 携帯電話の中継基地局が密集している都市

部や駅の構内に少し長くいると、アレルギー鼻炎のような症状が起きる。突然、鼻がつまったり、鼻水が出て、息も苦しくなる。ひどいときは、せきが止まらなくなり、喉《のど》がものすごく痛む。

⑤　以前はパソコンを何時間使っても平気だったが、いまでは30分以上使うと、頭が熱くなったり、ふらふらしたりする。

坂本さんはその後、近くに携帯電話の中継基地局や高圧送電線がないことを確認して引っ越し、いまでは症状は軽くなっています。電磁波過敏症の原因となったマンションの屋上には、アンテナ、受信・発信装置、電源装置などが設置されていました。最上階の部屋では、これらの設備から発生する電磁波をかなり浴びていた可能性があるのです。

偏頭痛や独特の不快感

もうひとりは、70年生まれの女性・河合《かわい》裕子《ひろこ》さんです。通訳をしています。

「携帯電話をこれまで3度かけました。毎回、直後から独特の偏頭痛（もわーっとした感じ）があって、10分以上使ったときは、ものが二重に見え、偏頭痛は半日近くも続いたんです。また、料理屋で、IH調理器でしゃぶしゃぶを出されたことがあります。このときも独特の不快感があり、通訳の仕事に支障をきたしそうになりました」

また、以前はブラウン管画面のパソコンを使っていましたが、とてもつらかったと言います。

「このタイプは電磁波漏洩が大きいと知って、いまは漏洩が比較的少ない液晶画面を使っていますが、それでもあまり長時間はきつい感じです。また、PHSは、使い始めたときに不快感が少しありました」

河合さんは、マイクやヘッドホンを使わなければならない場合は、通訳の仕事を断っています。電磁波をできるだけ避けるように気を配って生活しているのです。

２　決して気のせいではない

日本ではまだ認知されていない

こうした電磁波過敏症を訴える人たちは、各国で増えていると言われています。スウェーデンの首都ストックホルムの住民１万５０００人を対象にしたアンケート調査(無作為抽出)では、回答者の１・５％が電磁波過敏症の自覚症状があると答えました。

日本では実態調査はまだないので、どれくらいの人たちが影響を受けているかはわかりません。そもそも、電磁波過敏症自体が認知されていないため、大半は神経症のような心因性の病気として扱われてしまいます。「電磁波が危険だという思い込みによる症状」と見られる場合も、多いようです。

しかし、電磁波は日常生活のあらゆるところに蔓延しています。なにしろ、電気を使えば発生するのです。家庭や職場だけでなく、移動中の電車や自動車でも、電磁波を浴びる可能性が相当に多くあります。

電磁波で脳の血流量が変化

電磁波過敏症によく似た症状が、微量な化学物質にさらされることによって起こる化学物質過敏症。新建材を使った住宅から揮発する化学物質によって発症するケースが多いのが特徴です。

化学物質過敏症は、ようやく社会的に認知されるようになってきました。それに大きな役割を果たしたのが、北里研究所病院・臨床環境医学センター（東京都港区）の存在です。日本で最初に化学物質過敏症の診療・治療施設を設置。決して気のせいなどではなく、微量な化学物質によって人体に影響が現れることを、証明してきました。

その臨床環境医学センターのスタッフが中心となり、化学物質過敏症の診断技術を応用して、電磁波過敏症を科学的に解明する研究プロジェクトチームが、スタートしています。電磁波に過敏に反応するという自覚症状のある人たちに、さまざまな周波数の弱い電磁波を浴びせて、脳の血流量の変化を調べるテストです。8～10ページで紹介した坂本さんと河合さんのテスト結果を図1に示しました。

「通常、人体は生理的に、脳の循環血流量を一定に保つよう調整しています。お2人は、その機

図1　電磁波過敏症の自覚症状がある人の脳の血流量の変化

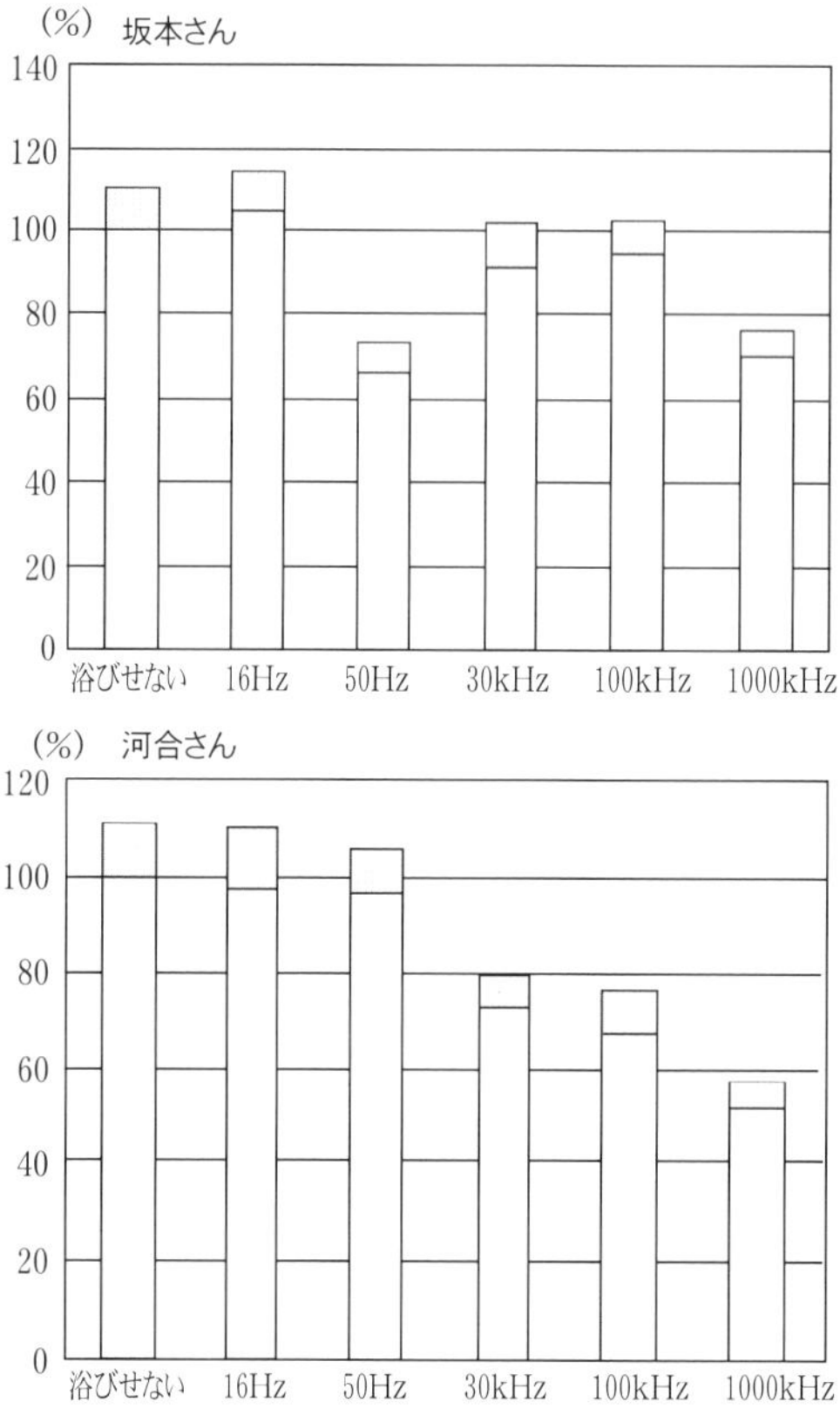

（注1）電磁波を浴びせていない状態を100％として、さまざまな周波数の電磁波を浴びせた場合の変化を測定した。坂本さんは50 Hzと1000 kHzで大きく低下し、河合さんは周波数が高くなるにつれて低下している。

（注2）▒ は標準誤差である。

能が十分に働かなくなっていると考えられます。循環血流量の変化は、頭痛や頭がボーッとするような自覚症状の原因となり得るのです」（坂部《さかべ》貢《こう》・臨床環境医学センター部長）

対照群として、自覚症状のない人たちにも同様の実験をしました。こちらは、ほとんど反応が出ていません。

あなたも患者予備軍？

私自身も対照群の1人として、実験に参加しました。すると、ラジオの電波に使われる周波数1000キロヘルツの電磁波に対して、脳の循環血流量に変化が現れたのです。坂部部長は、こう分析しました。

「化学物質過敏症でも、自覚症状のない人の脳循環血流量に変化が出るケースがあります。あなたは、異常と感じるような症状にまでは発展していないが、生体反応は起こしているといえる、電磁波過敏症予備軍の可能性が高い」

1回目の実験は患者5名、対照者5名と数が少ないので、まだ断定はできません。今後、実験を受ける人数が増えていけば、よりはっきり分析できるようになるだろうと、坂部部長はおっしゃいます。

いずれにせよ、電磁波過敏症は、気のせいや思い込みですまされる問題では決してありません。だれでも発症する可能性をもっているのです。それを理解するためには、まず発症のメカニズムを知らなければなりません。

化学物質過敏症を説明するときによく使われるのが、化学物質の総負荷量を示すバケツの例です。これは、環境生命科学を専門とする研究者たちでつくった臨床環境医学会で構築されました。

外部からの化学物質の刺激に対して、人体はバランスを一定に保つために、解毒機構、神経機能、免疫機能などを総動員して適応しようとします。その適応能力が正常に機能している間は、体内のバランスは保たれ、自覚症状は現れません。

ただし、化学物質による負荷は確実に蓄積されていきます。そして、大量の化学物質に一度にさらされたり、微量でも長期にわたってさらされ続

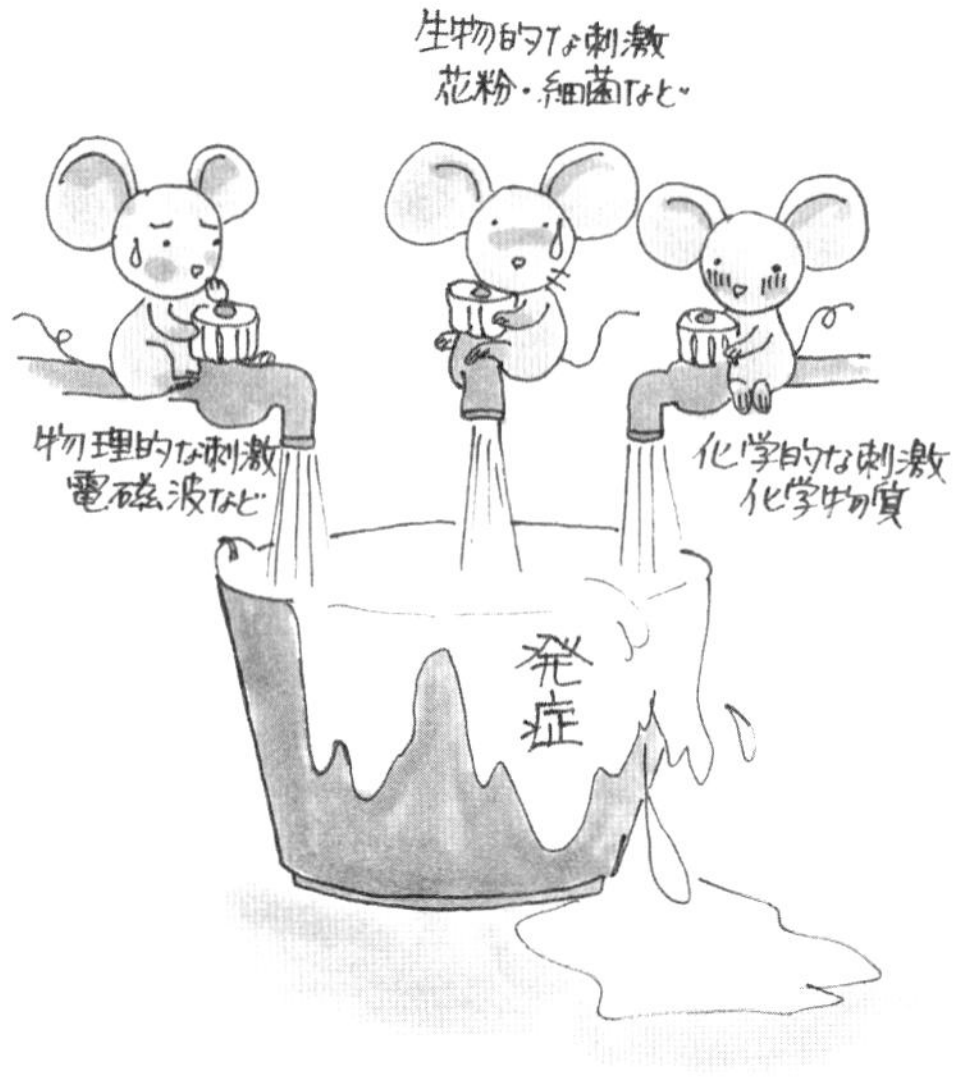

けたりして、適応能力を超えてしまったとき（バケツがあふれてしまったとき）、バランスが崩れ、さまざまな器官で異常が発生します。それまでは何の反応もなかった極微量の刺激に対しても、反応が現れるようになるのです。たとえばお酒の強さに個人差があるように、化学物質の刺激による適応能力（バケツの大きさ）にも大きな個人差があります。

化学物質の摂取量の基準は、たとえば残留農薬基準や水質基準のように、個別の化学物質の毒性をもとに定められてきました。しかし、実際の生活で私たちは、無数の化学物質を摂取し続けています。にもかかわらず、その総量がどれくらいまでなら大丈夫かという研究はほとんどないし、規制はまったくありません。

こうした外部からの刺激は、化学物質だけではありません。電気製品や携帯電話から発生する電磁波のような物理的な刺激も、含まれる可能性があります。

電磁波で花粉症が悪化

化学物質と電磁波を同列に論じることに違和感をもたれる方も、少なくないでしょう。しかし、臨床環境医学では、化学物質のような化学的な刺激、花粉や細菌のような生物的な刺激、さらに電磁波のような物理的な刺激が相互作用する可能性が指摘されています。

たとえば、花粉症は65年ごろから増えてきました。その理由は、決して花粉だけではありません。ディーゼル車から出る排気ガスの微粒子や有機リン系殺虫剤がアレルギーをより悪化させることが、動物実験でわかっています。同様に、携帯電話から発生する電磁波でスギ花粉症やイエダニのアレルギーが悪化するという臨床研究もあるのです。

刺激の影響が蓄積していく

「化学物質と違って、電磁波は体内に蓄積しないから大丈夫」と言う人もいます。たしかに、ダイオキシンのように残留性が高い化学物質は、たとえ微量でも体内に長期間蓄積し続けるので問題です。しかし、環境ホルモンとして知られるビスフェノールAのように、分解されやすく、体内で速やかに代謝される化学物質もあります。

ビスフェノールAの問題は、残留性よりも摂取する回数。プラスチックの原料や添加剤として生産量が多く、食器や容器などによく使われています。だから、体内で代謝されてもすぐ新たに摂取され、刺激を与え続けるのです。

電磁波も同様。電磁波自体は体内に蓄積しませんが、外部からの電磁波の刺激に対する体の反応、言い換えれば身体への影響は、蓄積していくと言えます。しかも、日常生活のあらゆるところに電磁波は蔓延しているので、無意識に暮らすのと、意識して避ける努力をするのとでは、浴びる量がかなり違ってくるのは当然です。現時点では自覚症状がなく、大丈夫だと思っている方が大半でしょう。しかし、ある日突然、頭痛や顔のほてりなどの症状が起きる可能性が十分にあります。

電磁波に過敏に反応する人のデータが集まり、電磁波過敏症が社会的に認知されていけば、規制が大幅に前進するかもしれません。しかし、日本の場合は、相当な時間がかかるでしょう。とりあえずは、個人で自衛するしかありません。

3 電磁波過敏症の自己チェック・リスト

4m以内の携帯電話に反応

世界保健機関(WHO)のグロ・ハルレム・ブルントラント事務局長が、自分も電磁波過敏症であると、地元ノルウェーの新聞("Dagblade"02年3月9日)のインタビューで告白しました。最初は、携帯電話を使うときに耳の周辺が熱くなるのを感じたそうです。

「次第に症状は悪化し、携帯電話を使うと、ひどい頭痛が起こるようになりました。自分が使わなくても、周辺4m以内に携帯電話があると、反応するようになったんです」

小児科医でもあるブルントラントさんは、「思い込みのヒステリーとみなされるのが心外」と、事務所のスタッフに携帯電話を隠し持たせて、それを言い当てるテストをしたほど。携帯電話だけでなく、ラップトップパソコン(携帯用の小型パソコン)の上に手を置くと、腕を通じて電気ショックのようなものを感じると言っています。

現段階では、危険だと言い切る十分な科学的根拠はないとしながらも、次のように訴えました。

「携帯電話の危険性を警告する根拠はあると思います。とくに、若い人たちほど深刻に考えたほうがいい。予防原則に従う必要があります」

予防原則とは、深刻な危害を起こすおそれがある物質や作用に対して、その危害との因果関係に科学的な不確実性が残る場合であっても、予防的手段を採用すべきであるという考え方です(122~124ページ参照)。EUは、狂牛病対策をはじめさまざまな場面でこの原則を重視しています。

10の症状に注意

電磁波対策先進国のスウェーデンには、87年から電磁波過敏症の問題に取り組むスウェーデン電磁波過敏症協会という団体があります。ここでは、過敏症へつながる症状のチェック・リストをつくっています。家電製品や携帯電話など電磁波発生源の近くで以下の症状が起きたら、要注意です。

①　顔に不自然なほてりを感じる。
②　顔や体にチクチク、ズキズキといった感覚がある。
③　鼻や喉などの粘膜が乾燥し、目に刺激を感じる。
④　集中できない、だるい。
⑤　鼻や喉の粘膜が腫れる。
⑥　カゼのひきはじめのような症状が出る。
⑦　頭痛やめまいがする。
⑧　歯やあごが痛い。
⑨　筋肉や関節が痛い。
⑩　動悸がする。

電磁波過敏症の症状はさまざまですが、皮膚への軽い刺激感から始まる場合が多いようです。重症化しないように、その段階で、電気製品の使用時間をできるだけ減らす、使用しないときはスイッチを切るなどの措置をとったほうがよいと、スウェーデン電磁波過敏症協会は勧めています。

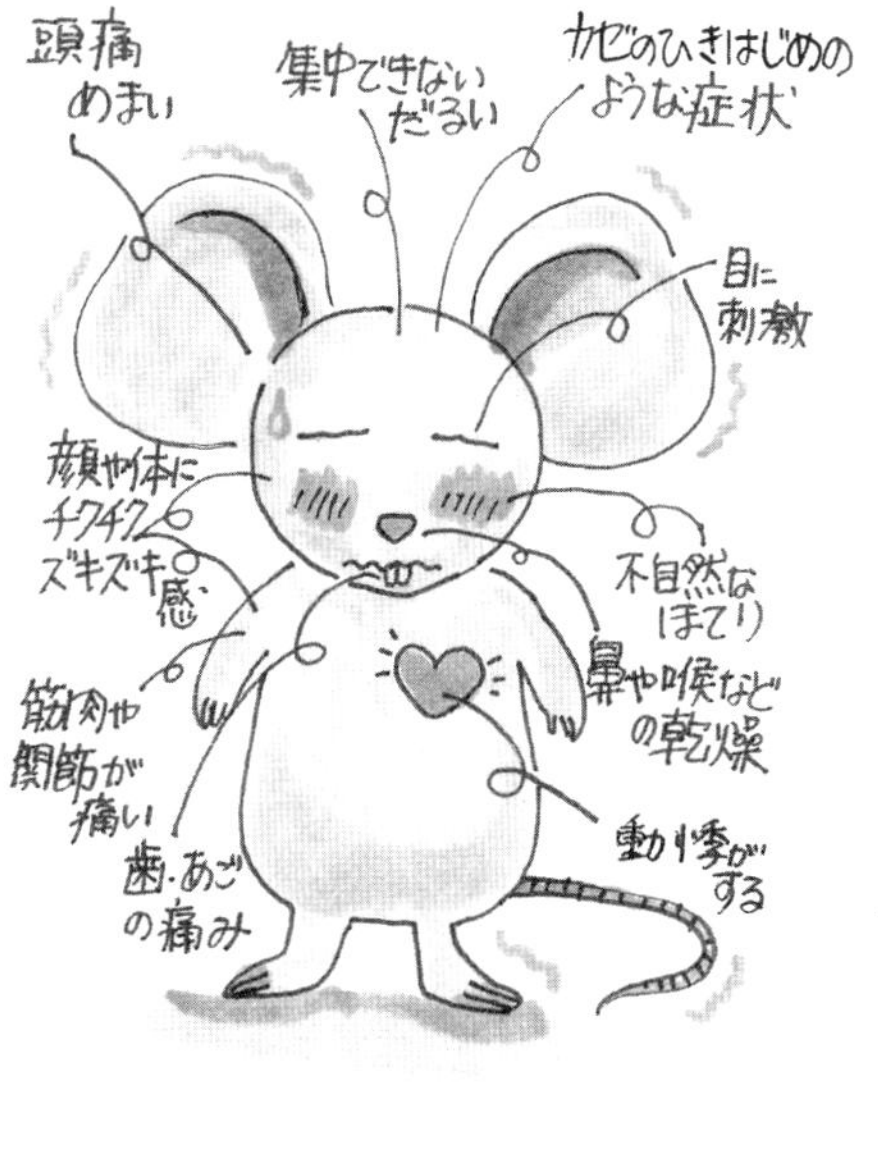

第2章

電磁波って何?

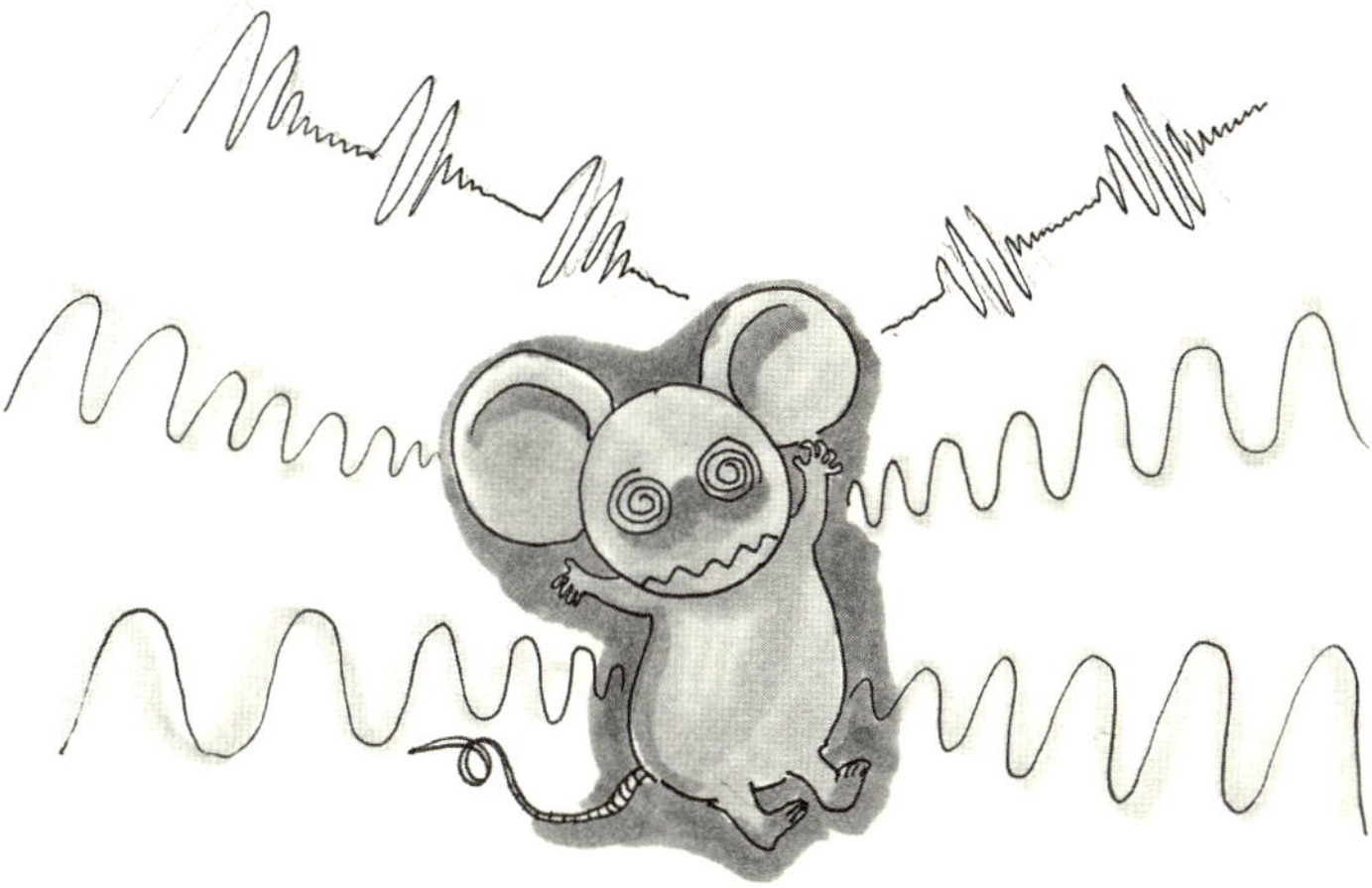

1 電磁波と電波は同じもの

電磁波の一部が電波

電磁波という言葉は知っていても、きちんと理解している人は数少ないでしょう。それくらい、わかりにくいものなのです。目に見えないし、ふつうの人は感じないですから、当然だと思います。ここでは、できるだけ身近な例をあげながら説明していきましょう。

電磁波という言葉になじみはなくても、電波はだれでも聞いたことがあります。電波と電磁波は、どこが違うのでしょうか。

実は、磁という字の有無は意味がありません。電磁波と電波は同じものと考えてください。厳密に言えば、電磁波という大きなグループの中で、

ラジオやテレビ、携帯電話など無線の情報通信に使われているものを電波と呼んでいるのです。

磁場と電場の振動で発生

では、そもそも電磁波の正体とは何でしょうか。電磁波は、空間を光と同じ速さで伝わっていく電気エネルギーです。でも、「電気は電線を伝わって送られるから理解できるけれど、何もない空間をどうして伝わるの？」という疑問をもたれるでしょう。そこを理解するには、まず磁場と電場について知る必要があります。

磁石にはS極とN極があり、離れていても互いに引き合います。つまり、磁石の周辺の空間には、他の磁石があると、違う極同士では引き合

い、同じ極とは反発し合うような不思議な力が働いているのです。その力が及んでいる空間のことを磁場と言います。

一方、電気にもプラスとマイナスがあります。プラスの電気を帯びたものとマイナスの電気を帯びたものは、磁石と同じように、引き合ったり反発し合ったりします。みなさんが経験したことがある例で説明しましょう。

小さいころプラスチックの下敷きで髪の毛をこすってから離すと、髪の毛が逆立ったという経験をした人が多いと思います。こすり合わせることで、髪の毛の電子が下敷きへ移動した結果、プラスの電気を帯びた髪の毛と、マイナスの電気を帯びた下敷きとに、引き合う力が働いたからです。このように、電気を帯びたものの周辺の空間には、他の電気を帯びたものに対して力が発生しています。その空間が電場です。

磁場と電場は一見、無関係のように見えますが、実は密接にかかわっています。磁場の発生源は電流だからです。この原理を利用したのが電磁石。電線をコイル状に巻いて電流を流すと、コイルの上下を貫くように磁場が発生し、コイルは磁石になります。

逆に、コイルの中に磁石を出し入れすると、コイルに電流が流れます。その電流は、磁石の動きに合わせて磁場の変化を妨げる向きに流れるため、プラスになったりマイナスになったりする電流(交流)です。導線に交流の電流を流すと、それによって起きる磁場の変化が新たに電場を生み出し、この電場の変化がさらに新しい磁場をつくり出して、次々と磁場と電場が相互に振動しながら空間を波のように伝わっていきます。このエネルギー(振動の波)が電磁波の正体なのです。

電場と磁場が常に変動しているので、電磁波を変動電磁場と呼ぶこともあります。電磁界という表現も使われますが、同じ意味です(物理学の分野では場、工学の分野では界がよく使われるようです)。また、磁石や直流電流の周辺に発生する磁場は振動していないので静磁場(静止した磁場)と言い、静電気の周囲に発生している電場は振動していないので静電場(静止した電場)と言います。地球も大きな静磁場を発生させています。

2 周波数によって人体への影響が変わる

周波数と波長

電磁波の波が1秒間に振動する回数を周波数、1回の振動で進む距離を波長と言います。電磁波は周波数と波長によって性質が変化し、波長＝波の速さ÷周波数という関係です。電磁波の速さは光と同じ（秒速30万km＝1秒間に地球を7周半）なので、波長が決まれば周波数も決まります。

たとえば、携帯電話の800メガヘルツという周波数の電磁波は1秒間に8億回も振動する波で、その波長は37・5cmです。こうした周波数の高い電磁波（マイクロ波）の強さを示す場合には、ある平面上を通過するエネルギーの量（W／m^2）を表す単位（電力密度）を使います。

一方、送電線や家電製品から発生する50ヘルツの電磁波は1秒間に50回しか振動しないので、波長は6000km（日本の国土の全長の2倍）にもなります。このような電磁波を超低周波電磁波と言います。「超」がつくほど周波数が低い電磁波という意味です。

これだけ波長が長いと、電場

図2　マイクロ波と超低周波の波長の違い

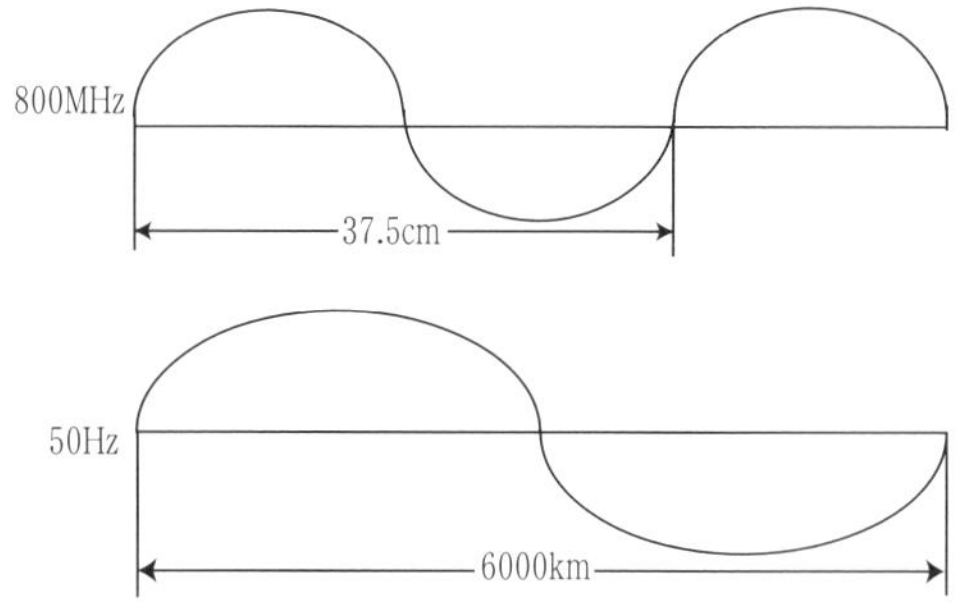

と磁場が交互に発生し合って空中を遠くまで飛ぶ力はないので、電波としては利用されません。また、発生源の近くでは、波というよりも、変動する電場と磁場が別別に出現します。それで、電磁波の強さは、電場の強さ（V／m）と磁場の強さ（A／m、あるいはガウスやテスラ）で表します。

このうち、人間や生物の身体（生体）に影響があるのは磁場だと考えられています。電場の場合、人間の身体は空気より電気をよく通すために、外部の電場は身体の表面に電流を走らせるだけで、体内には入ってきません。一方、磁場の通りやすさは空気も人体も同じ程度なので、体内に侵入し、影響を与えるのです。なお、磁石や地球が発生させる磁場は変化しない静磁場なので、健康に悪い影響はないと考えてよいでしょう。

光や放射線も電磁波

電磁波は目に見えないからわかりにくいと20ページで書きましたが、実は目に見える電磁波もあります。それは光で、実は光も電磁波の仲間なのです。

電波よりさらに周波数が高く、波長が短い電磁波が、光と放射線です。電磁波の種類とおもな用途を表1に、電波の周波数と波長の関係を図3に

表1　電磁波の種類とおもな用途

周波数	波長	種類			おもな用途
高	短	放射線		ガンマ線	
↑	↑	放射線		エックス線	医療、レントゲン線写真
		光		紫外線	殺菌灯（紫外線を発して殺菌するランプ）
		光		可視光線	
		光		赤外線	赤外線ヒーター、赤外線写真
		電波	マイクロ波	サブミリ波	
		電波	マイクロ波	ミリ波	レーダー
		電波	マイクロ波	センチ波	衛星放送、衛星通信、レーダー
		電波	マイクロ波	極超短波	携帯電話、電子レンジ
		電波		超短波	FM ラジオ放送、テレビ放送、ポケベル
		電波		短波	短波放送、アマチュア無線
		電波		中波	AM ラジオ放送
↓	↓	電波		長波	海上無線
		電波		超長波	IH 調理器
低	長	電波		超低周波	送電線、家庭電気製品

図3　電波の周波数と波長

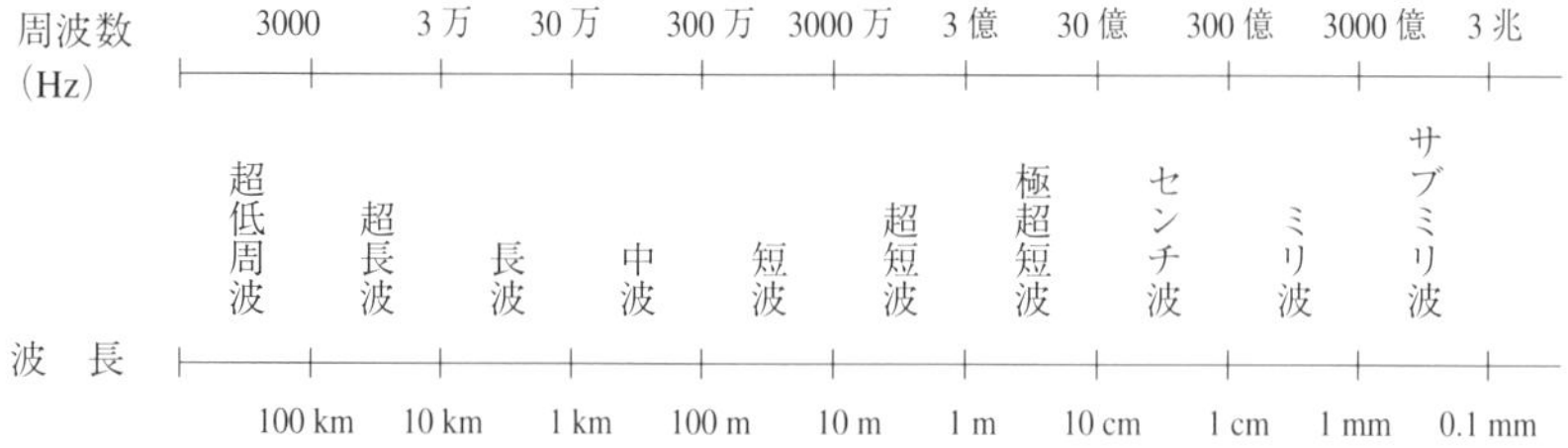

(注) 3000 Hz=3 kHz、300万 Hz=3 MHz、30億 Hz=3 GHz。

まとめました。

一般に、波長が短くなるほど、電磁波のもつエネルギーは強くなります。もっとも波長の短いのが放射線。原子力発電などの核分裂にともなって発生するガンマ線や、医療やレントゲンに使われるエックス線です。

放射線には、通過するところにある原子中の電子を引きはがす作用(電離作用)があります。これが細胞中の染色体遺伝子を傷つけて、ガンを発生させる要因になるのです。医療に加えて、建物や船のひび割れの検査などにも利用されますが、人体に浴びる量が最低限に抑えられるように管理されています。

紫外線も、エネルギーの強い電磁波です。日光に当たって日焼けを起こすのは紫外線の働きで、浴びすぎると皮膚ガンの原因になります。その一方で、体内でビタミンDを生成する働きもあります。光のような自然界の電磁波は、地球上に生物が誕生する前から存在していました。生物は、こうした自然界の電磁波に対応するような形で進化してきたと言えます。ちょうど、その周波数の電磁波を感受できる目という器官ができたように。

マイクロ波と超低周波の影響が問題に

光より周波数が低く、波長が長い電磁波が、電波です。２００年前には、電波のような人間が人工的に作り出した電磁波は、ほとんど存在しませんでした。しかし、無線通信の発明や発電施設の整備などで私たちの生活が便利になった反面、これまでに経験したことのない電磁波を日常的に浴びるようになってしまったのです。

とくに、電力使用の増加によって、送電線や多くの家電製品から発生する50ヘルツや60ヘルツという超低周波の電磁波にさらされる機会が増えました。また、電子レンジや携帯電話の普及にともなって、電波のなかでは周波数が高いマイクロ波（サブミリ波・ミリ波・センチ波・極超短波）も急速に増えています。

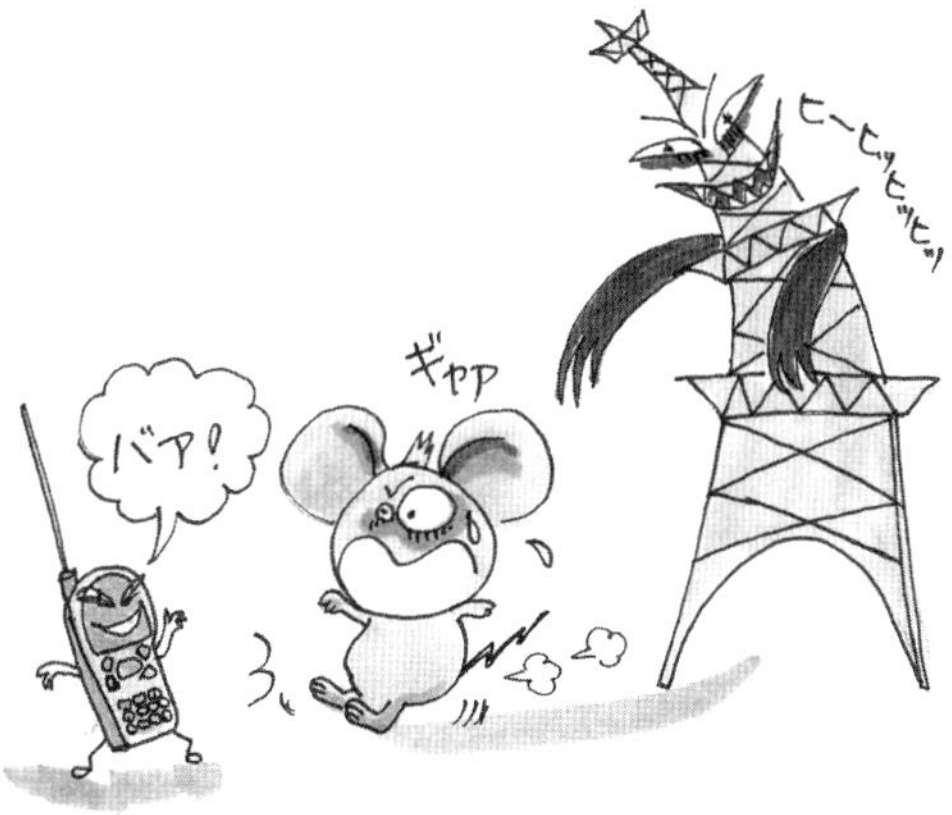

こうした電磁波はこれまで、ほとんど害がないか、あったとしても、日常生活で浴びる程度の強さでは影響がないと思われてきました。しかし、以下に紹介していくように、そうとは言えない多くの事実が最近、明らかになっています。

電磁波は漏れ出ている

掃除機やＩＨ調理器などの電気製品に、スイッチを入れたラジオを近づけてみてください。ザーッという雑音が出るはずです。ラジオでナイターや音楽を聞きながらパソコンを使って仕事をするときにも、同じ現象が起きます。これは、ラジオの受信器に干渉する電磁波が、電気製品から発生しているためです。

これらの超低周波の電磁波は、電波のように意図的に発信されているのではありません。しかし、電気製品のスイッチを入れると電気回路に交流電流が流れるため、周辺に漏れ出てくるのです。それで、漏洩電磁波と言われることもあります。

3 規制の国際ガイドライン値は甘すぎる

安全基準とは言いがたいガイドライン値

国際非電離放射線防護委員会（ICNIRP）という国際機関（WHOの協力機関）が、電磁波を規制するための国際ガイドライン値（安全だと思われる目安）を周波数ごとに定めています。ただし、それに強制力はありません。そのため、各国の基準値には大きなばらつきがあります（表2）。現在WHOでは、各国の基準をICNIRPのガイドライン値に合わせようという動きが進んでいます。

ただし、このガイドライン値の設定にあたっては、電磁波の短期的な影響しか考慮されていません。したがって、特別に強い電磁波が発生するI

表2　国際ガイドライン値と各国の基準値

電磁波の種類	国際ガイドライン値	日本	アメリカ	イタリアの予防基準
送電線からの超低周波電磁波（50 Hz の場合）	1000 mG	なし	なし	10 mG
IH 調理器からの超長波電磁波（30 kHz の場合）	62.5 mG	910 mG	2048 mG	なし
携帯電話中継基地局からのマイクロ波（900 MHz の場合）	4500 mW/m²	6000 mW/m²	6000 mW/m²	42 mW/m²

（注1）一般の人びとを対象とした値であり、職業によって恒常的に浴びる場合には別途、定められている。
（注2）アメリカでは、超低周波電磁波の連邦レベルでの基準はないが、ICNIRP より厳しい基準で規制している州もある。また、イタリアは、ICNIRP に準じた基準値に加えて、送電線や鉄道設備、携帯電話中継基地局などに対して厳しい予防基準を設定している。
（注3）携帯電話の使用周波数は、日本では 800 MHz と 1.5 GHz だが、欧米では 900 MHz が主流なので、それに合わせた。

Ｈ調理器周辺を除けば、私たちがふつうに生活しているうえでガイドライン値を超える電磁波を浴びることはまずないでしょう。しかし、だからといって安心できるわけではありません。慢性的にガイドライン値以下の弱い電磁波を浴び続けた場合の影響については、何も考慮されていないからです。

低周波で刺激作用、高周波で発熱作用

では、国際ガイドライン値で考慮されている電磁波の人体への影響には、どのようなものがあるのでしょうか。

50ヘルツや60ヘルツのような超低周波の場合、とても強い電磁波を浴びると身体に電流が流れ、神経や筋肉を刺激してピリピリ感じることがあります。ガイドライン値設定にあたっては、体内の組織１㎠あたり０・０１ミリアンペアの電流が流れると有害とみなして強さを規制し、50ヘルツの場合１０００ミリガウス（1ガウス）60ヘルツの場合８３３ミリガウスという値を設定しました。

しかし、日常生活でこれほど強い電磁波にさらされることはまれ。ＩＨ調理器のプレートの真上くらいしかありません。

一方、携帯電話のような高周波の場合は、強い電磁波を浴びると身体に熱が発生し、体温が上昇します。この際のガイドライン値の根拠は、動物の訓練された行動（レバーを押すとエサが出てくる装置での訓練）が異常を起こす値（全身に浴びる量が体重１kgあたり１～４ｗ）。人間の場合は体温が１℃上昇する強さです。

その結果、携帯電話に使われる周波数の８００メガヘルツでは１㎡あたり４０００ミリワット、１５００メガヘルツ（１・５ギガヘルツ）では１㎡あたり７５００ミリワットというガイドライン値を設定しました。しかし、中継基地局から70㎝程度の距離に近づかないかぎり、このような値を浴びることはあり得ません。

根拠となる実験自体への疑問

しかし、体温上昇が１℃以下ならば影響はない

という考え方には、批判があります。アメリカの携帯電話など通信機器メーカーであるモトローラ社の元研究技師で、脳腫瘍《しゅよう》になったロバート・ケーン氏は、この動物実験を次のように批判しています。

「ガイドライン値の根拠になった実験では、ラットの行動が67％以上減少した段階で、行動異常が起きたと判定しています。人間にあてはめて考えれば、レンガを1時間に100個積む仕事をしている労働者に電磁波を浴びせて、積む量が33個まで減った段階ではじめて異常が起きたと判断するようなものです。しかし、80個や少なくとも50個になった段階で、何らかの影響が表れていると考えるべきではないでしょうか。また、ラットは、決して怠けて行動が減ったのではないと思います。エサが食べたくなくなるほどの異常が起きていたのではないでしょうか」

ラットに体調を聞くことはできませんが、この実験によって短期的に電磁波を浴びた場合のガイドライン値を決めるのが妥当かどうかは疑問です。

日常生活で刺激作用や熱作用を感じるほど強い電磁波を浴びる機会は、まずありません。* 万が一浴びたら、超低周波の刺激作用の場合はピリピリと感じるし、高周波の発熱作用の場合はアッチッチと感じるので、すぐ気づきます。

いま問題になっているのは、私たちが浴びていると気づかないほどの弱い電磁波を慢性的に浴び続けた場合の影響についてです。超低周波の場合、第3章で述べるように、小児白血病の発症率が2倍になる値はわずか4ミリガウス。50ヘルツの場合のガイドライン値1000ミリガウスは、その250倍にものぼるのです。

小児白血病のほかにも、電磁波によって起きると報告されている症状は、表3のように数多くあります。もちろん、これらがすべて電磁波によって起こると証明されているわけではありません。しかし、電磁波過敏症の症状を考えると、影響は十分に考えられるでしょう。

現在のガイドライン値は、こうした影響の可能性についてては何の防護にもなっていません。

＊例外として、医療目的で意図的に高周波の電磁波を浴びせて身体の深部を暖める熱療法（ジアテルミー療法）やガン細胞に熱を与えて死滅させる療法（ハイパーサーミア療法）がある。

表３　電磁波によって起きるとされている症状・異常

症　例		超低周波	マイクロ波
めまい		○	○
吐き気		○	○
眼	かすみ眼	○	○
	白内障		○
	網膜炎症	○	○
	角膜上皮炎症	○	
	眼球の痛み		○
	涙が出る		○
	白いものが見えにくい		○
	青い色が見えにくい		○
	閃光体験	○	○
鼻	臭いを感じにくい		○
筋肉・皮膚	頭、前頭部の突っ張り感	○	○
	手足の硬直感		○
	筋肉痛		○
	皮膚の刺すような痛み	○	
	ほてり	○	
	汗が多く出る	○	
	手足の血管拡張		○
	皮膚のしみ		○
	脱毛		○
生殖	精巣の退行	○	○
	女児出産率の増大		○
	流産	○	○
	不妊		○
	奇形児出産	○	○
	先天性尿道異常	○	
	月経パターンの変化		○
	卵子形成の減少	○	○
	精子の減少	○	○
	精力の衰え	○	○
循環系	心臓の不快感	○	○
	動悸	○	○
	息切れ	○	○
	不整脈	○	○
	徐脈	○	○
	血圧の変化	○	○
	心電図の異常	○	○
	心臓発作		○
	心筋梗塞	○	
	動脈硬化		○
	貧血	○	

症　例		超低周波	マイクロ波
自律神経系	頭痛、頭が重い	○	○
	疲労、倦怠感	○	○
	日中の眠気	○	○
	夜間の不眠	○	○
	志気の低下、消沈	○	○
	神経衰弱、神経疲労	○	○
	食欲の衰え		○
	興奮、感情の不安定		○
	記憶力の衰え、部分消失	○	○
	知的レベルの低下	○	○
	指などの震え	○	○
	まぶたの震え		○
	頭と耳のチック症		○
	意識がなくなる	○	
	てんかん	○	
	ストレス	○	○
内分泌系	甲状腺の異常		○
	乳汁分泌の不全		○
	血液脳関門の異常	○	○
	メラトニンの低下	○	○
	血中ヒスタミンの低下		○
	セロトニンの異常	○	
	ドーパミンの異常	○	
免疫系	免疫力の低下	○	○
ガン・腫瘍	白血病	○	○
	皮膚ガン		○
	脳腫瘍	○	○
	リンパ腫瘍	○	○
	乳ガン	○	○
	精巣ガン	○	○
	肺ガン	○	
	聴神経腫瘍		○
	すい臓ガン	○	
	その他のガン、腫瘍	○	○
その他	アルツハイマー病	○	○
	痴呆症	○	○
	そううつ病	○	
	アトピー・アレルギー	○	
	ダウン症		○
	自殺	○	
	死亡率の増大	○	○
	ALS（筋萎縮性側索硬化症）	○	
	子どもの突然死	○	○

（出典）徳丸仁『電波は危なくないか』（講談社、1989 年）、荻野晃也『危ない携帯電話』（緑風出版、2002 年）をもとに、筆者の知見などを加えて作成。

4 電磁波が環境ホルモンのように働く

体内の電気信号を撹乱

国際ガイドライン値以下の電磁波でも人間や生物の身体（生体）への影響があるとしたら、どのような可能性が考えられるのでしょうか？

代表的なものが、生体から発信されている電気信号との関連を指摘するイギリスのヘラルド・ハイランド博士（ワーウィック大学）の仮説です。

生物は、脳波や心臓の収縮をはじめさまざまな電気信号（電磁波）を発信しています。これは、簡単に言えば、体内の神経細胞が情報を交換するためです。ハイランド博士は、外部から浴びせられた電磁波がこの電気信号を撹乱し、誤った情報を送ってしまうので異常が生じるのではないかと考えました。言い換えれば、電子機器が外部の電気信号を受けて誤作動するように、生体が外部からの電気信号によって誤作動するというわけです。そして、外部からの電磁波と生体から発信される電磁波の振動との類似性が異常の原因となる可能性を指摘するレポートを、欧州議会に提出しました。

ハイランド博士は複数の実験結果を自説の根拠としてあげています。そのうちもっとも有名なものが、75年に発表されたアメリカのロス・エイディ博士（ロマリンダ大学）たちの実験です。

博士たちは、鶏の脳神経細胞に、数ヘルツから35ヘルツという脳波に近い周波数で変調（32ページ参照）した電磁波（147メガヘルツ）を浴びせました。すると、脳神経細胞からカルシウムイオン

図4　電磁波によるカルシウムイオンの流出量

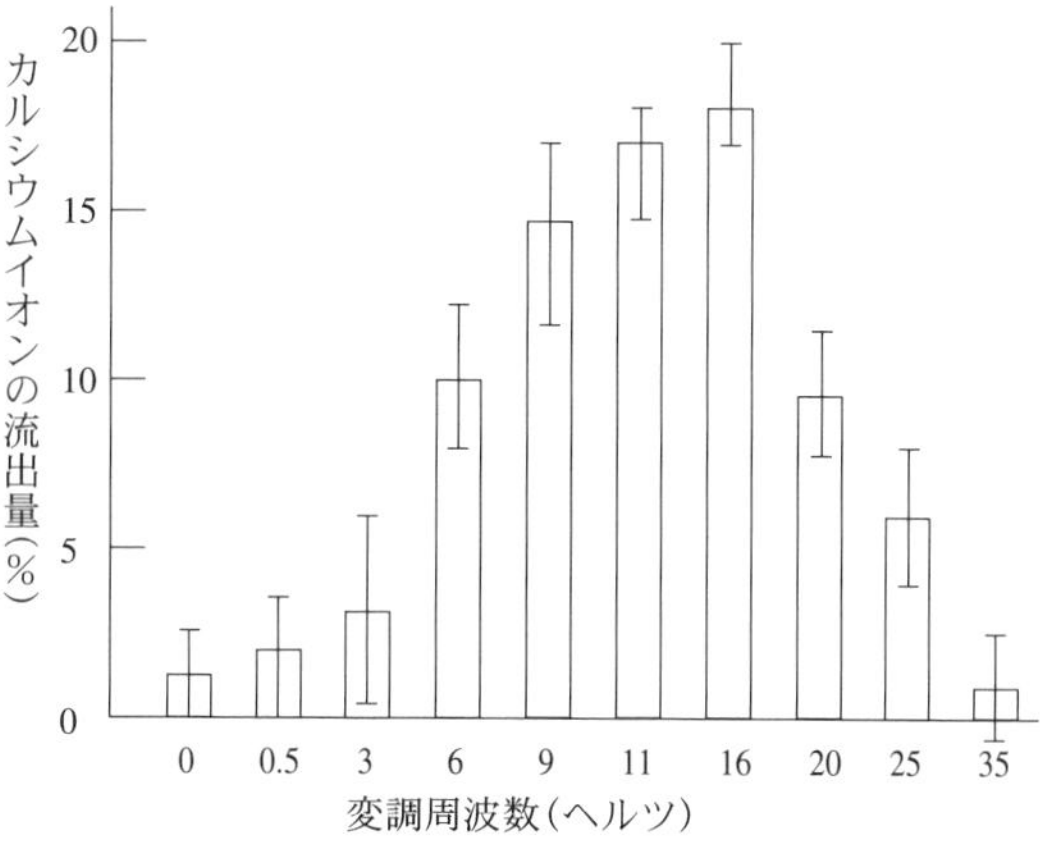

(出典) S.M.Bawin, et al., "Effect of Modulated VHF Fields on the Central Nerve System", *Annals New York Academy of Sicence*, Vol.247, Feb., 1975, pp.74–81.

が流出したのです。流出量が最大だったのは16ヘルツの場合でした(図4)。なお、図4における各変調周波数の上下の幅は測定誤差で、100回のうち95回がこの範囲に収まることを意味しています。

神経細胞内のカルシウムイオンは神経伝達物質として働くので、当然、生体への影響が大きいと考えられます。そして、特定の周波数で流出量が多いことに注意しなければなりません。

弱い電磁波による影響が問題だ

これまで電磁波の生体への影響は、27ページで書いたように、刺激作用と発熱作用だけが指摘されてきました。しかし、そうした固定観念は捨てる必要がありそうです。外部から入ってきた微量な電磁波が体内のバランスを保つ信号を攪乱することを含めた熱以外の影響(非熱作用)を重視しなければなりません。これは、90年代後半から大きな問題となっている環境ホルモンの危険性によく似ています。

ところが、生体への影響についての十分な研究がないままで、電気・通信産業への利用ばかりが先行しています。その結果、私たちが暮らしのなかでさらされる電磁波の種類や量がますます増えてきました。「21世紀の公害」と言われるゆえんです。

なかには、生体へよい影響を与える可能性もあると考えて、積極的に医学への利用をめざす研究者もいます。しかし、薬になるものは、使い道を誤れば毒になります。まずは、どのような条件のもとでどのような影響が起きるのか見極めなければなりません。

変調電磁波のほうが危ない

音声や画像の情報データを電気信号にして電波に乗せることを、変調といいます。

図5のａは変調していない電波の形で、正弦波と呼ばれます。送電線から発生する電磁波は何の情報も乗せていないので、この形です。

ＡＭラジオの電磁波の形がｂです。情報の信号に応じて、電波の振幅を変えています。携帯電話に使われる波形がｃ。パルス変調といい、同じ周波数の電磁波を複数の人びとが同時に使用できるように、一人ひとりの情報信号をデジタル化して圧縮しているため、瞬間的に強い電磁波が発生する波形になります。

カルシウムイオンの流出のような生体への影響は変調している電磁波によって起こることが、多くの研究によって明らかになっています。

図５　電波の形

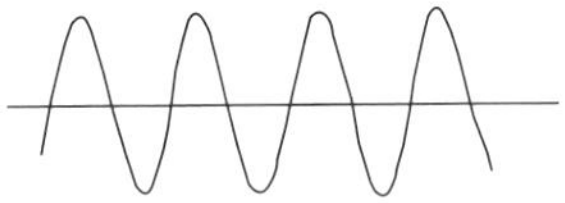

ａ　基本波形（正弦波）

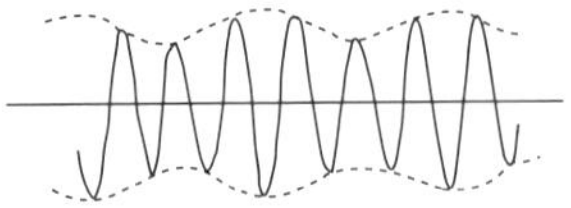

ｂ　変調波の例

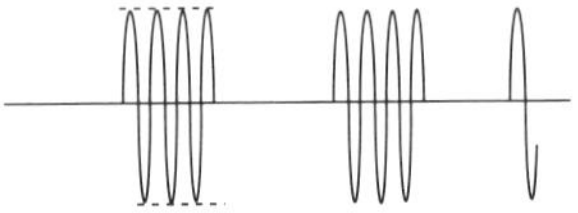

ｃ　パルス変調波の例

5 身のまわりの電磁波を測ろう

家電製品は簡易測定器が役に立つ

さまざまな発生源からの電磁波を私たちがどれくらい浴びているかを測定することは、簡単ではありません。食品に残留する農薬や住宅建材から発生する化学物質などを専門機関で測定するのと同じように、とくにＩＨ調理器の超長波や携帯電話のマイクロ波の正確な測定については、専門的知識と高精度の測定器が必要です。こうした測定器は１００万円程度と高価で、私たちがふつうに使うわけにはいきません。

しかし、送電線や一般的な家電製品から発生する50～60ヘルツの超低周波電磁波であれば、数万円の簡易測定器で、比較的簡単に測定できます。

62ページの表8-2は、こうした簡易測定器のひとつガウスメーター４０８０型（Ｆ・Ｗ・ＢＥＬ社製）を使って測定しました。

測り方のポイント

家電製品の測り方は次のとおりです。

① 簡易測定器のスイッチを入れる。

② 家電製品のスイッチを切った状態で測定器を近づけて値を測り、周囲に強い電磁波の発生源がないかどうかを確認し、参考値として記録する。周囲に強い電磁波の発生源があると、正確に測定できない。

③ 家電製品のスイッチを入れて、正面、側面、背面をそれぞれ測る。超低周波の安全性

の目安は1ミリガウスなので、徐々に離れて測り、どこで1ミリガウス以下になるかを調べる（疫学調査によると、小児白血病の発症率が上がるのは3～4ミリガウス以上だが、2ミリガウスで上がるという研究もある。また、電磁波過敏症の場合は、1ミリガウス以下でも反応するケースがある。そこで、暫定的に1ミリガウスとした。）。

送電線や配電線の電磁波は、真下やできるだけ近くに立って測ります。冷暖房を使う夏と冬、事務所や工場が操業中で家庭でも電気を大量に使う夕方が強いので、季節や時間帯を変えて数回は測りましょう。

家電製品の電磁波は、第3章で詳しく紹介するように、製品、メーカー、位置によってかなり差があります。まず、実際に測定してください。そして、値が高い製品は、使う際の距離が遠くなるように配置を工夫する必要があります。

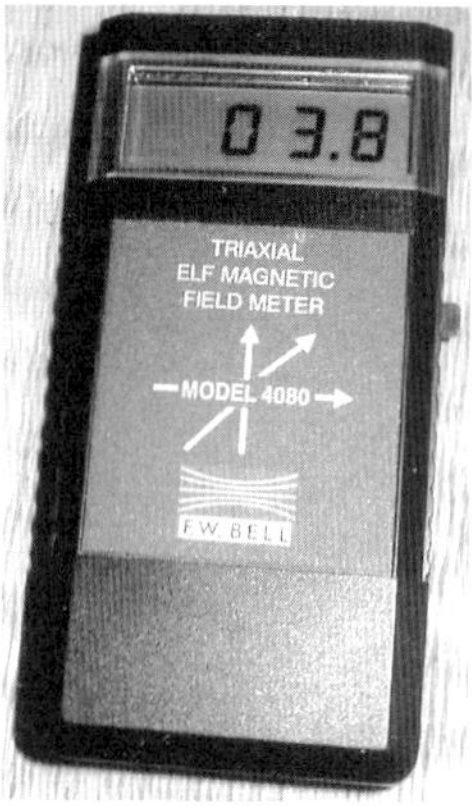

左上の写真は、2階建てアパートの2階の部屋の床を測定した結果です。床には電磁波の発生源はありません。なぜ、3・8ミリガウスという高い値を示したのでしょうか。

実はこのケースでは、1階の部屋の天井に付けられた蛍光灯から発生する電磁波の影響が、天井を突き抜けて表れたのです。このように、思わぬところで電磁波を浴びる場合があります。測定することの意味がおわかりいただけるでしょう。

簡易測定器については、古本商事（☎06-6456-1680、http://www 21.ocn.ne.jp/~furumoto/meters.html）へお問い合わせください。

第3章

ここまでわかった！ 送電線・家電製品の有害性

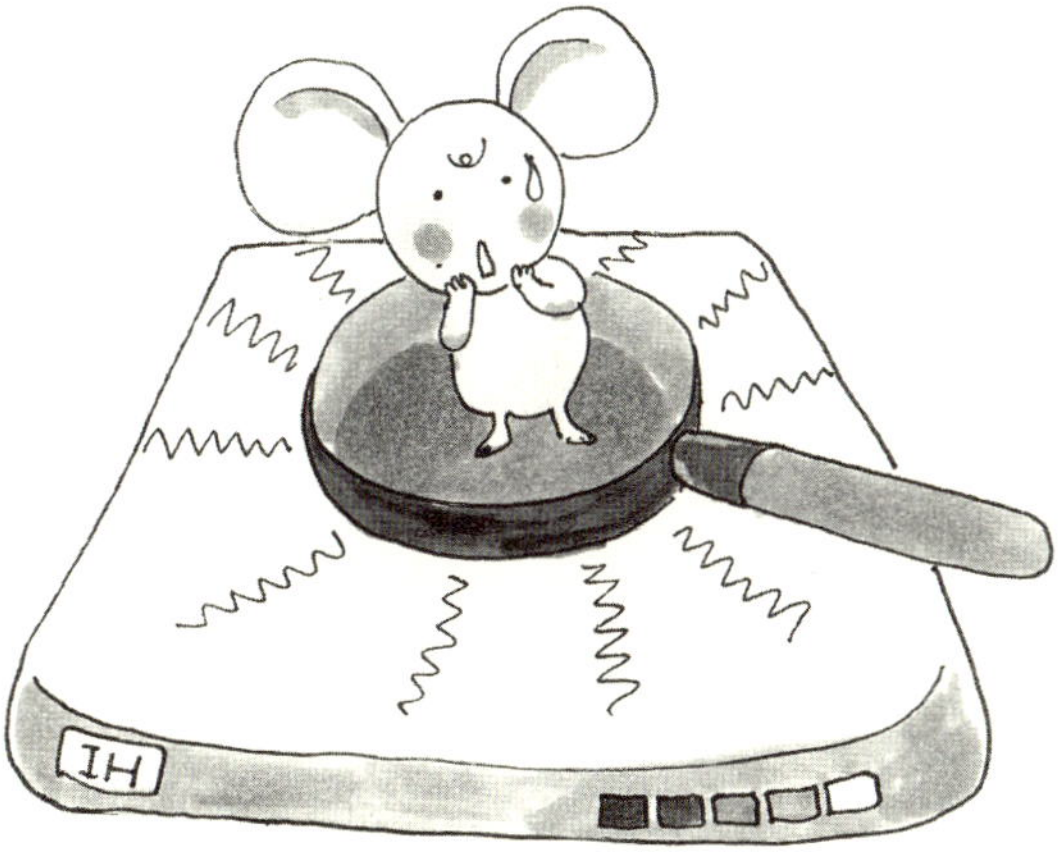

1 送電線の近くで小児白血病が増えた

多くの疫学調査が危険性を示唆

送電線から発生する50〜60ヘルツの超低周波の電磁波と15歳未満の小児白血病の関連がはじめて指摘されたのは79年、アメリカのワートハイマー博士たち(コロラド州立大学)の疫学調査*です。ただし、この調査には、実際にどれだけの電磁波を浴びたかというデータはありません。電線の種類と距離によって、浴びた値を推測していたのです。それゆえ、結果に対して疑問が指摘されました。

その後、電磁波を浴びた量を実際に測定した疫学調査が行われていきます。そして、より正確に関連性が調べられるようになりました。それらの多くでも、電磁波によって小児白血病にかかる危険性が増えるという結果が示唆されています。

一方、動物や細胞を使った実験では、日常的に浴びるレベルの電磁波ではガンが発生する危険性はないという結果のほうが多数を占め、疫学調査との間にギャップが見られました。

政府機関の調査でも小児白血病の発症率が2倍に

そこでアメリカは、超低周波電磁波の健康への影響を解明するために、92年から調査プロジェクト(「EMF—ラピッド計画」)を実施しました。これは、連邦議会の指示でアメリカ環境健康科学研究所を中心に行われたものです。99年に発表された最終報告書は、電磁波によってガンが発生する危険性について、次のように述べています。

*ある特定の物質や要素が人体に有害かどうかを調べる研究方法。①危険が疑われるものにさらされた人たちと、さらされていない人たちで、病気の発生している割合を比べる。②病気になった人たちと、健康な人たちで、危険が疑われるものにさらされた量を比べる。

「動物実験では、ガンが発生する危険性は認められない。しかし、疫学調査では、子どもの白血病とおとなの慢性リンパ性白血病については関連性が認められる。したがって、超低周波電磁波には発ガン性の可能性がある」

00年には、過去に行われた複数の疫学調査のデータをまとめて再分析した論文が2つ公表されました（それぞれ2656人の患者と7084人の対照者、3247人の患者と1万400人の対照者）。そこでも、送電線の近くで3ないし4ミリガウスを超える磁場を浴びている子どもは、周辺に特別な発生源がなく、浴びている強さが1ミリガウス未満の子どもと比べると、小児白血病の発症率が1・7～2倍になると結論づけられています（図6－1・2）。なお、図の縦軸は増加率（オッズ比という）を示し、1以上であれば相関関係があることを、浴びた磁場の強さの上下の幅は100回のうち95回がこの範囲に収まることを、それぞれ意味しています。

イギリスでも、政府の放射線防護局の委託を受けた専門家委員会が01年に、疫学調査の結果から「4ミリガウス以上の磁場にさらされた場合、小児白血病のリスクが2倍になる可能性がある」という趣旨の報告書をまとめました。

図6–1　電磁波と小児白血病の関係

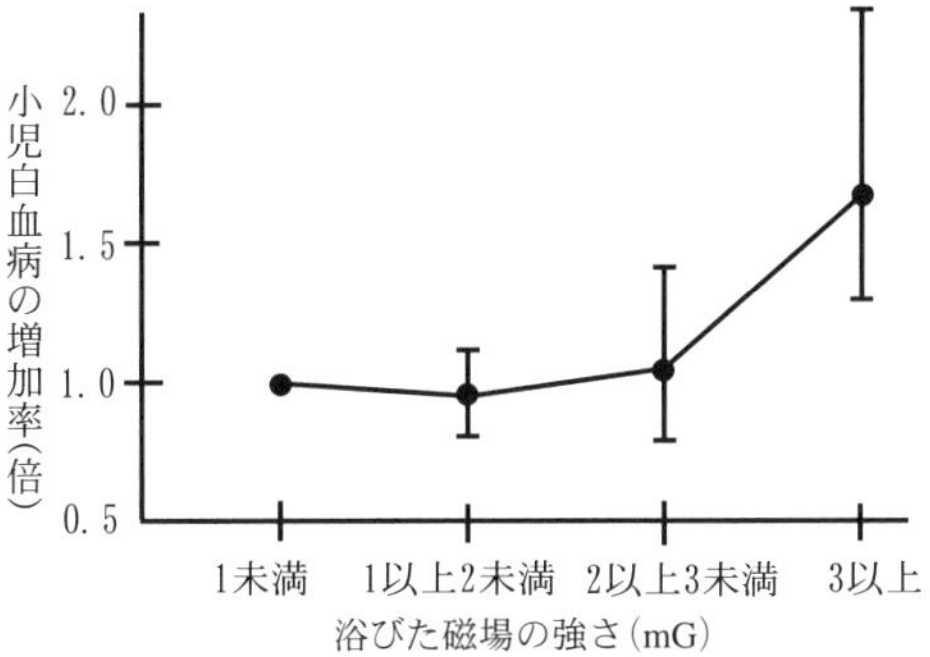

（出典）Greenland et al., A pooled analysis of magnetic fields, wire codes, and childhood leukemia, Childhood Leukemia-EMF Study Group, *Epidemiology*, Vol.11, No.6, Nov., 2000, pp.624-634.

図6–2　電磁波と小児白血病の関係

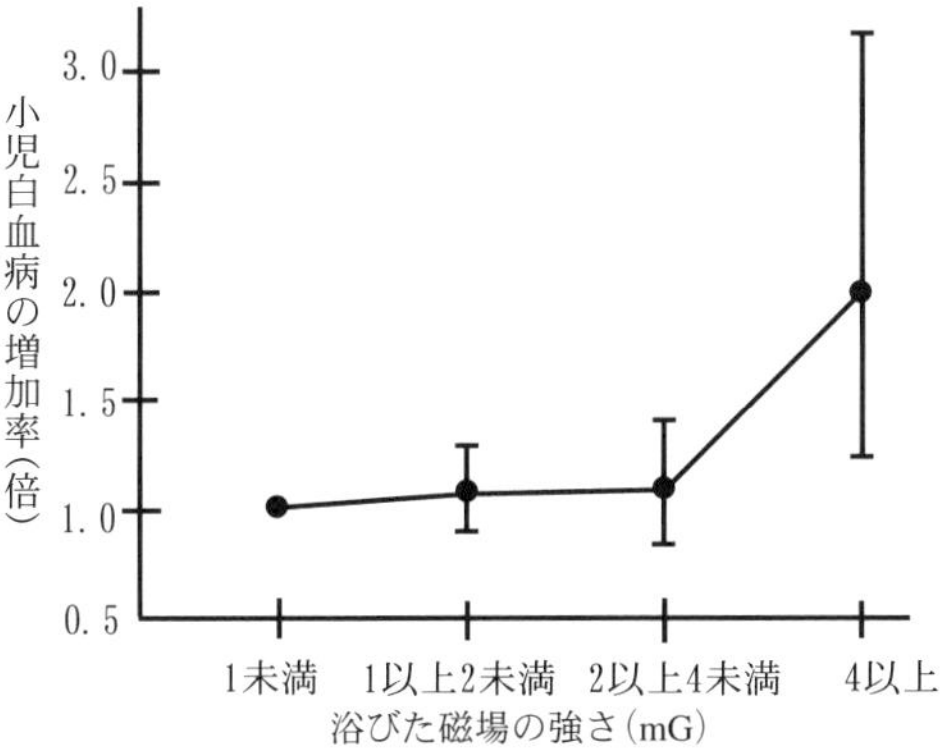

（出典）Ahlbom et al., A pooled analysis of magnetic fields and childhood leukaemia, *British Journal of Cancer*, Vol.83, No.5, Sep., 2000, pp.692-698.

日本の疫学調査でも子どもの白血病や脳腫瘍が3～10倍に

日本でも、科学技術庁（当時）の予算で国立環境研究所が中心となって行った疫学調査の詳細な結果が03年6月にようやく公表されました。対象は99年から01年に小児白血病になった15歳未満の子ども312名と、健康な子ども603名。世界で3番目の規模で、子ども部屋の磁場を1週間連続測定するなど調査方法も改善されています。

その結果、4ミリガウス以上の電磁波を浴びている子どもは、1ミリガウス未満の子どもと比べて小児白血病の発症率が2・63倍、急性リンパ性白血病に限ると4・73倍でした。これは、各国の疫学調査の結果を裏付ける数字です。しかも、8歳未満の子どもに限って比較すると、小児白血病の発症率は7・25倍にまで上がりました。

子どもの脳腫瘍に関する別の調査では、4ミリガウス以上の電磁波を浴びている場合0・5ミリガウス未満と比べて、発症率が10・6倍でした。

2　国際機関が「発ガン性の可能性あり」と判断

超低周波の磁場に発ガン性

世界保健機関（WHO）の下部組織・国際ガン研究機関（IARC）は01年6月27日、超低周波の磁場に関して、「人間に対して発ガン性の可能性があると評価した」と公表しました。

IARCの発ガン性評価は、表4のように5段階に分かれています。１００％確実と立証できない場合でも、リスク（危険性）評価は必要であると考えているからです。超低周波の磁場は２Ｂに該当し、「発ガン性の可能性がある」ことを意味します。この評価は、36・37ページで紹介したアメリカの連邦議会とイギリスの政府による疫学調査などの結果を重視したためです。

表4　IARCによる発ガン性の分類

グループ	評価内容（発ガン性の可能性）	数
1	人間に対して発ガン性がある	87
2 A	人間に対しておそらく発ガン性がある	63
2 B	人間に対して発ガン性の可能性がある	232
3	人間に対する発ガン性については分類できない	496
4	人間に対して、おそらく発ガン性がない	1

（注）02年8月現在の評価である。

ＩＡＲＣは69年の設立以来、さまざまな化学物質の人間に対する発ガン性について評価してきた、権威ある国際機関。電磁波の有害性が、国際的にはっきりしたことになります。

疫学調査の重視が世界の主流

電力会社は、「疫学調査だけでは不十分だ。動物・細胞実験で確認されてはじめて、科学的に証明される」と主張してきました。しかし、電磁波の健康に対する影響を調べる世界的な流れは、動物・細胞実験と人間を対象にした疫学調査の結果にギャップがある場合、疫学調査の結果を重視してリスク評価を行うという方向です。この点について、ＷＨＯの国際電磁場プロジェクト諮問委員会のメンバーでもある、国立環境研究所の兜《かぶと》真《みち》徳《のり》首席研究官（日本の疫学調査の代表研究者）に詳しく聞きました。

「動物実験で確認できないからリスク評価ができないというのは、間違いです。イタイイタイ病やヒ素中毒をはじめ、人間を対象にした疫学調査で明らかになりながら、動物実験では再現できていない症状は、多くあります。公害事件が多発していた時代は、人間に奇異な病態が発生すると、その原因を追及するために、疫学調査でさまざまな環境因子との関連性を探り、それを動物実験で再現しようとしました。そして、動物実験で再現できないケースでも、人間を対象にした疫学調査の結果を優先して、原因と思われる物質を規制しました」

最近は、環境ホルモンのように、動物実験のデータを優先するという傾向があります。でも、もともとは逆だったのです。

「小児白血病をはじめガンという病気は、発症率が相対的に低い。寿命が4年くらいのラットを使って、発症リスクを確認する動物実験モデルをつくれるのかそもそも疑問です。IARCは、これまでの疫学調査の積み重ねを判断して、『発ガン性の可能性がある』と判断しました。無理な動物実験データを要求して、そこで証明されるまではリスク評価できないというのは、間違いです」

電磁波は個人で選択できない

中部電力のホームページでは、超低周波電磁波（超低周波磁界）と同じ分類の物質として、「コーヒー、漬物、わらび」などをあげています。しかし、ここに農薬のクロルデンやジクロルボス、防虫剤のナフタリン、スチレン、ガソリンの排気ガスなども含まれていることは、表示されていません。

わらびやコーヒーを食べたり飲んだりするかしないかは、個人で選択できます。また残留農薬が心配であれば、有機野菜を選択できます。もし、電磁波が食べ物のように個人で選択できるものであれば、電力会社が対策をとる必要はないでしょう。

しかし、いうまでもなく、そういうわけにはいきません。自動車メーカーは、排気ガスを減らす車の開発を進めています。電力会社だけが何の対策もとらなくていいのでしょうか？

IARCの発ガン性評価を受けて、WHOは01年10月、新たに「超低周波電磁界とガン」というファクトシート（主要なテーマについてどう判断したかをまとめた文書）を公表。電磁波を低減する必要性を勧告しました。これはWHOの大きな政策転換を意味しています。国際的には、すでに事態は動いています。日本の電力会社のように対策の必要性を認めないという主張は、通用しません。

88年のファクトシートでは、電磁波の発ガン性の可能性について「(科学的には)立証されていないので、一般の市民が特別な防護対策を講じる必要はない」と予防措置の必要性を認めていませんでした。しかし、01年のものでは、一般市民に対して「特定の電気製品の使用を最小限にとどめたり、比較的高い電磁波をもたらす発生源との間の距離を増やすことにより、浴びる量を減らす選択ができる」と勧告。さらに、政府や産業界に対しては「浴びる量を減らすような安全で低コストの方法を提供すべきである」と一歩踏み込んだ提言を行いました。

小児白血病の5〜15%が電磁波の影響!?

つまり、現在の焦点は、電磁波の低減対策をとるか・とらないかというレベルではありません。低減対策をとることは当然であって、問題はどれくらいまでコストをかけるかなのです。この場合、ある対策をとることによってどれだけの利益が得られるのかを判断しなければなりません。

36ページで紹介したラピッド計画の最終報告書では、電磁波の影響による小児白血病のリスク評価を試みています。それによると、影響があると仮定すれば、小児白血病の5〜15%が電磁波を浴びることによって発症している可能性があるというのです。

アメリカで、15歳未満の子どもが白血病にかかる確率は10万人に約50人。したがって、電磁波による小児白血病の生涯リスクは10万人あたり2・5〜7・5人＊、年間では100万人あたり1・7〜5人＊＊がかかる計算になります。日本の15歳未満の人口は約1800万人です(01年10月現在)。したがって、年間30〜90人＊＊＊もの子どもが電磁波が原因で白血病にかかっていることになります。

電磁波が本当に原因だとすれば、対策をとることで、年間30〜90人の子どもが白血病にかからなくてすむという利益が生まれます。それゆえ、こうした不確実性をともなうリスクにいくらまでなら費用をかけられるかを議論し、決定しなければならないというのが、現在の問題なのです。

＊50×0.05＝2.5、50×0.15＝7.5
＊＊2.5×10÷15＝1.66、7.5×10÷15＝5
＊＊＊1800÷100×1.66＝29.88、1800÷100×5＝90

3 脳腫瘍など多くの病気も引き起こす？

他の有害な化学物質と同じような危険性

超低周波電磁波の健康への影響は、小児白血病だけではありません。

アメリカのカリフォルニア州では、「脳腫瘍はじめ、さまざまな病気や流産に電磁波が関連している」と警告するレポートが02年10月に公表されました。州政府の電磁波プロジェクトの最終報告書で、執筆者は州保健省の研究者3名です。

これまでの公的機関のレポートでも、小児白血病と電磁波とが関連する「可能性がある」と指摘はされています。しかし、「たとえ事実だとしても、危険性はわずか」とか「疫学調査の結果だけでは不十分。動物実験での証拠が必要」と書き添えてありました。これに対して今回のレポートでは、次のように一歩突っ込んだ評価を下しています。

「動物実験での証拠が不十分という理由で、疫学調査の結果を否定はできない。疫学調査で見られる電磁波による危険性は、他の有害な化学物質と比較しても、規制の対象になり得るレベルである」

そして、電磁波が原因で、おとなの白血病、脳腫瘍、筋萎縮性側索硬化症《きんいしゅくせいそくさくこうかしょう》（ALS、49ページ参照）、流産も起きる可能性があると述べています（表5）。このほか、「関連づける証拠は弱いものの、完全に否定はできない」と指摘した症状は、乳ガン、心臓病、アルツハイマー病です。

年間5億ドルで約100人の死亡が回避

このレポートでは、電磁波対策にかかる費用とその効果も比較しました。危険性が明確にはなっていないが、危険な可能性があるもの（いわゆるグレーゾーン）への対策に、社会はいくらまでなら費用をかけてもよいかを試算したのです。そこでは、アメリカ社会は一般的に、1人の死亡を回避するコストとして500万ドルまで許容すると述べられ、それが前提になっています。

電線を互いに近づけるように配電することで、それぞれの電線から発生する磁場を打ち消し合うような比較的低コストの対策の場合は、約5億ドルかかるそうです。これは、電気料金の10年間にわたる0・2%の値上げでまかなわれます。設備の耐久年数を35年間とすると、この対策が認められるためには、その間に96人の死亡が回避される効果が必要です。

電線を地中化するという高コストの対策では、約76億ドルかかり、電気料金の10年間にわたる3・5%の値上げでまかなわれます。この場合は、1522人の死亡回避効果が必要です。

レポートでは、小児白血病死亡者数の3%が電磁波によると推定。カリフォルニア州の98年の小児白血病死亡者数は99人なので、35年間では104人が電磁波によって亡くなると考えられ（99×0・03×35＝103・95）、低コストの工事は社会的に十分許容されると述べています。そして、電磁波による可能性が指摘されるさまざまな病気も含めると、高コスト対策も十分に許容されると結論づけました。

表5　さまざまな公的機関が指摘した電磁波と病気の関係

病気＼機関	アメリカ環境健康科学研究所（98年）	国際ガン研究機関（01年）	イギリス放射線防護局（01年）	カリフォルニア州保健省（02年）
小児白血病	可能性あり	可能性あり	可能性あり	可能性あり
成人の白血病	リンパ性白血病のみ	証拠不十分	証拠不十分	可能性あり
成人の脳腫瘍	証拠不十分	証拠不十分	証拠不十分	可能性あり
ALS	証拠不十分	判断していない	可能性あり	可能性あり
流産	証拠不十分	判断していない	判断していない	可能性あり

（出典）http : //www.dhs.cahwnet.gov/ehib/emf/

4 妊娠初期に流産が起きやすい

電磁波が人体に有害な可能性があるとしたら、子どもや胎児はより危険性が高いのではないかと心配になるのが、ふつうの感覚でしょう。環境ホルモンが大きな社会問題になったのも、妊娠中の胎児への影響が示唆されたためです。

42ページのカリフォルニア州政府のレポートによると、流産の平均発生率は10％です。流産に電磁波の影響はどのくらいあるのでしょうか？

浴びた値によって流産の割合に大きな差

調査を行ったのはアメリカのデクン・リー博士（カリフォルニア州カイサー財団研究所）。サンフランシスコ市に住む妊婦969人に協力を得て、電磁波測定器を24時間携帯し、10秒ごとに浴びた電磁波を記録してもらいました。

その結果、一日に浴びた最大値が16ミリガウス未満だったグループ（252人）と比べて、16ミリガウス以上のグループ（717人）は、流産した割合が1・8倍だったのです。電磁波を測定したのは1日だけだったので、「測定した日の活動が特別で、日常生活を反映していない」と答えた34７人を除いて比較したところ、16ミリガウス以上を浴びた妊婦たちの流産の割合は2・9倍にまで上がりました。

また、妊娠初期の胎児はより影響を受けやすいのではないかと考えて、妊娠9週目以内の流産に限って比較すると、16ミリガウス以上浴びた妊婦たちの流産の発生率は2・2倍に上昇。日常生活を反映しているグループに限ると5・7倍です。

さらに、通常の性生活を送りながら1年以上妊娠しなかった女性や、流産を2回以上繰り返している女性も電磁波の影響を受けやすいのではないかと考えて、そうした239人にしぼって比較してみました。すると、16ミリガウス未満だった75人に比べて、16ミリガウス以上電磁波を浴びた164人は、流産した割合が3・1倍だったのです。しかも、日常生活を反映している女性に限ると、4倍でした。

一時的に浴びる高い値が危険!?

「私は、妊娠中に1回電磁波を浴びただけで流産につながると言っているわけではありません。しかし、測定した日が日常生活を反映しているのであれば、その女性は16ミリガウス以上の電磁波を毎日のように一時的に浴びていることを意味しています」（リー博士）

これまでの疫学調査では、小児白血病への影響などを24時間に浴びた電磁波の平均値で考えていました。これに対してリー博士の疫学調査は、一時的に浴びる高い値に着目しているのが特徴と言えます。

図7（46ページ）は、1日に浴びた電磁波の値の変化。時間帯によって大きな差があることがわかるでしょう。何回かあるピークは、調理、通勤時間、仕事、（昼食での）外出と考えられます。家庭や職場の電気製品や電車など電磁波の発生源に近づくと、一時的に高い値にさらされるからです。

影響を受けやすい時期がある

「電磁波の影響を受けやすい時期や人を見極めることが重要だ」とリー博士は主張します。

この点に着目した研究は、これまでほとんど行われていません。今回の調査は、妊娠初期や、過去に流産経験があったり、なかなか妊娠しにく

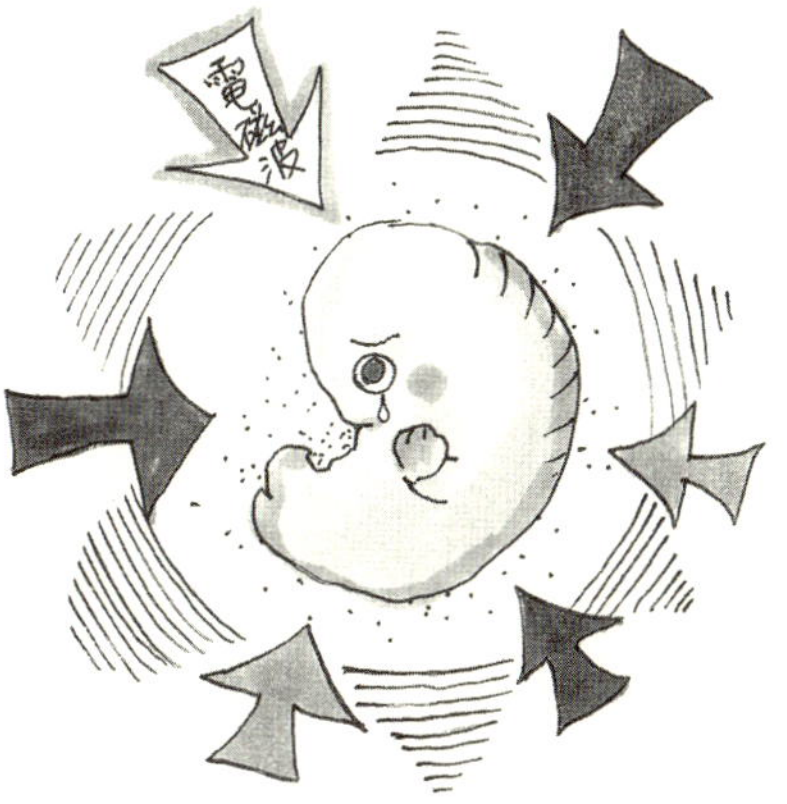

図7　1日に浴びた電磁波の変化

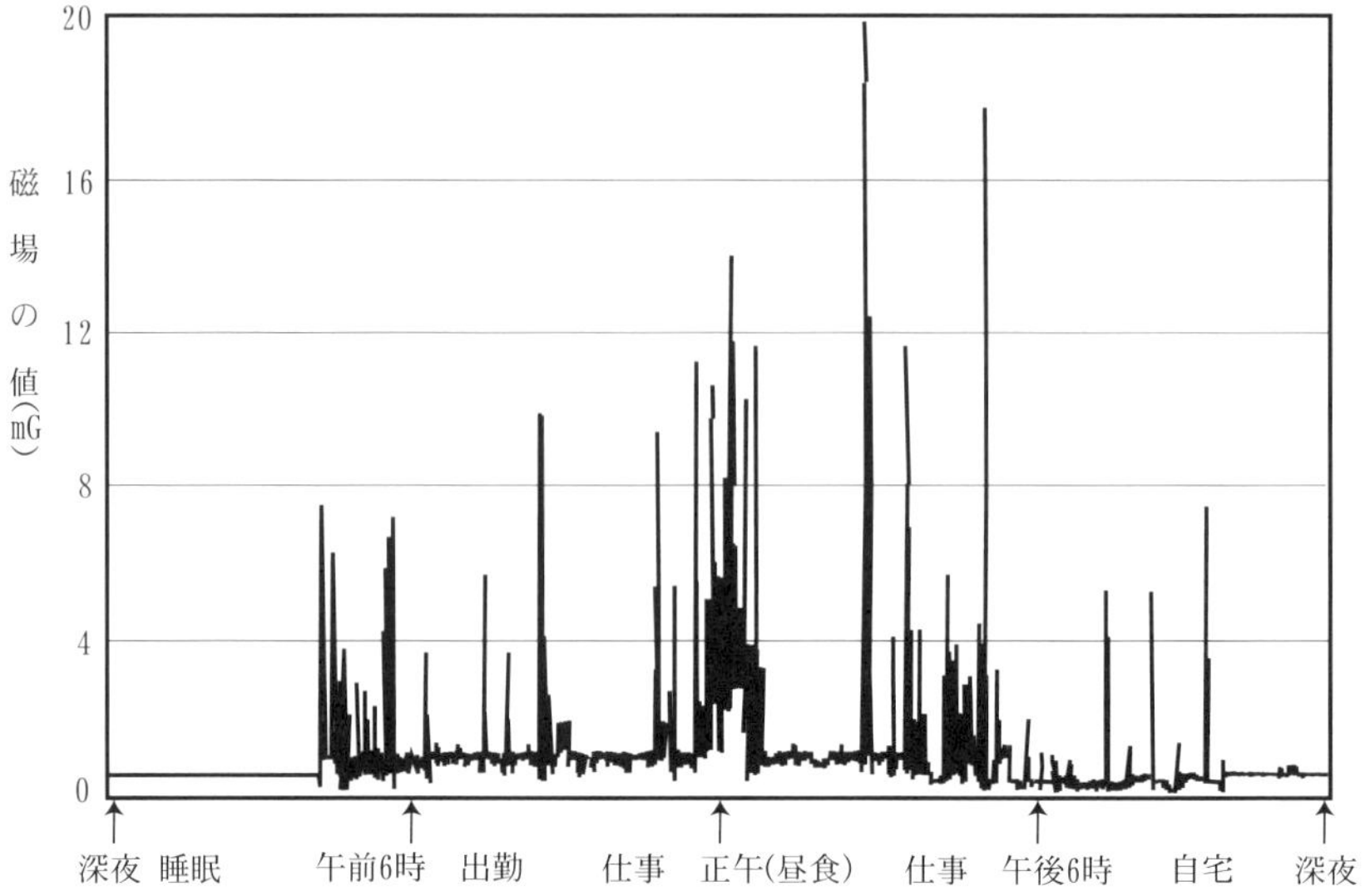

（注）睡眠中に電気毛布は使っていない。
（出典）http : //www.niehs.nih.gov/emfrapid をもとに作成。

図8　先天異常が発生する危険率と胎齢の関係

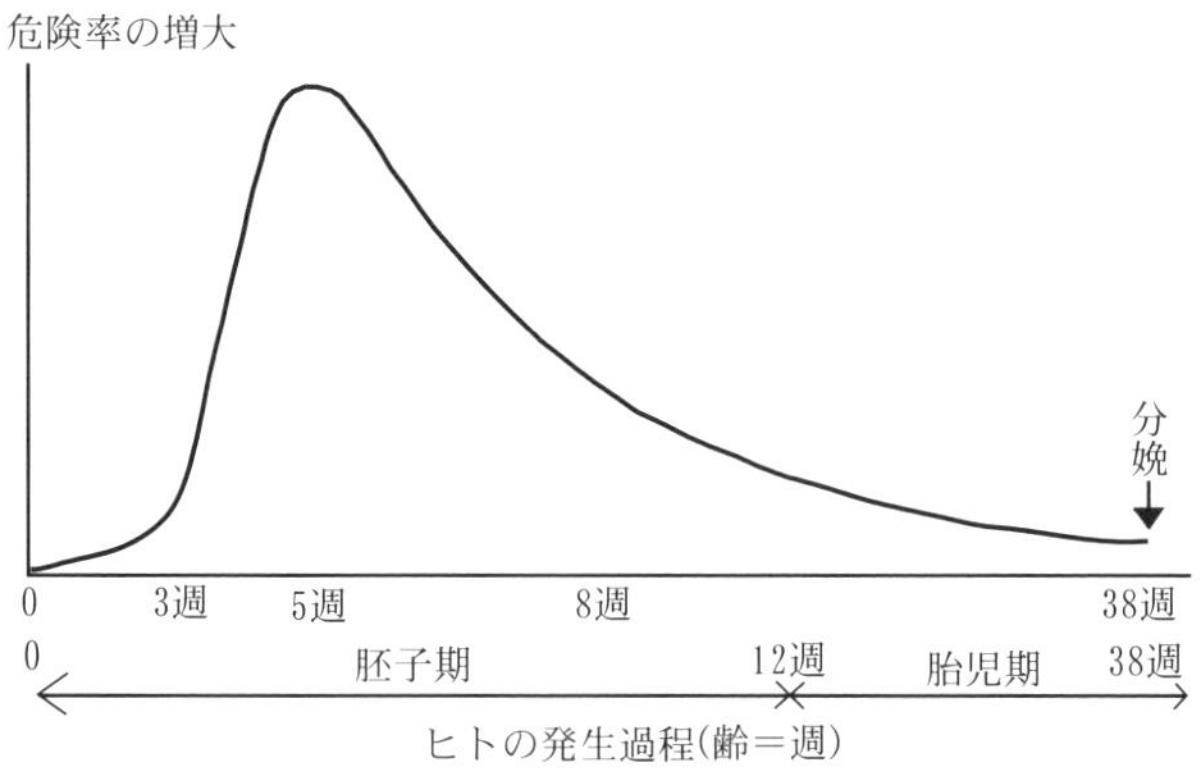

(出典)松井三郎ほか『環境ホルモン最前線』（有斐閣、2002年）をもとに作成。

い女性のほうが電磁波の影響を受けやすいことを示しています。妊娠初期の子宮や胎児は、外部からの刺激の影響をより受けやすいのです。図8に見られるとおり、先天異常が発生する危険率は多くの器官が形成される妊娠5週目前後がピークとなっていることからも、その事実がわかるでしょう。

小児白血病に関しても、カナダで99年に行われた疫学調査では、6歳未満の子どものほうがより影響が大きいという結果が明らかになりました。1・5ミリガウス以上の電磁波を浴びた場合の発症率が15歳未満では1・6倍なのに対して、5・7倍に増えていたのです。

リー博士の調査には反論もあり、結論を出すには複数の疫学調査が必要です(アメリカの著名な疫学者デイビッド・サビッツ博士（ノースカロライナ大学）は「流産しかかっていると、つわりが軽いので活動的になり、結果として電磁波を浴びる機会が増える可能性がある」と指摘。これに対してリー博士は、「つわりの有無などの要素は評価ずみ」と反論している)。しかし、現時点では、できる範囲でリー博士の以下の警告を受け入れたほうがいいと思います。

「16ミリガウス以上の電磁波の発生源は、電子レンジ、机の蛍光灯スタンド、ヘアドライヤーなどモーターを使った機器の近く、電車のように電気で動く交通機関などが考えられます。妊娠中の女性は、そうした強い電磁波を発生させるものにはとくに気をつけたほうがよいでしょう」

鶏でも奇形が発生

胎児が電磁波の影響を受けやすいことを裏付ける動物実験もあります。それは、鶏の胚に電磁波を照射すると、孵化率の低下や雛の奇形が起こるという実験です。

97年から5年かけて、2500個の卵に5回にわたり、送電線から発生するのと同じ周波数である60ヘルツの電磁波を浴びせたところ、神経組織や心臓などの奇形が通常の3倍になりました。パルス状の波形の電磁波(32ページ参照)の場合は、奇形の発生率が最大7倍まで増加しています。

鶏の胚への異常は、アメリカ食品医薬品庁はじめ、カナダ、スウェーデン、スペインで行われた再試験でも確認されました。

5　電力会社の職員に心臓の異常

疫学調査では多くの病気との関連がある

電力会社の職員が電磁波の安全性を強調するとき、よく次のように話すそうです。

「私の家はオール電化。しかも、周辺の電磁波が強くて、テレビの画面にゆがみが出ることもあります。そこで子どもといっしょに寝ていますが、健康に何の影響もありませんよ」

しかし、職場でも家でも強い電磁波にさらされている電力会社の職員たちは、本当に大丈夫なのでしょうか？　電力会社の職員を対象とした海外の疫学調査の結果からは、多くの病気との関連性が示されています。

なかでも懸念されているのが、不整脈や心筋梗塞《しんきんこうそく》など心臓への影響です。日本では、心臓疾患はガンについで死亡原因の第2位。年間約15万人（総死亡者数の約15％）が亡くなっています。高血圧、高コレステロール、喫煙、肥満などがその原因ですが、電磁波を浴びたことによる影響の可能性も指摘されているのです。

不整脈と心筋梗塞の死亡率が増加

健康な人間の心臓は、自律神経の働きで、血圧、体温、呼吸の変化に応じて一拍一拍のリズムが微妙に変化します。運動やストレスによる大きな変化とは違い、この心拍数の変化はわずかで、自覚はできません。

不整脈や心筋梗塞などの心臓疾患患者や高齢者の場

合は、この心拍数の変化が少なくなることがわかっています。逆に言えば、その変化のモニターによって心臓病の予防も可能となるわけです。

アメリカのアントニオ・サストレ博士（ミッドウェスト調査研究所）は77人のボランティアに対して、送電線の近くで発生する電磁波と同じ種類の200ミリガウスの強さの電磁波を浴びせました。すると、心拍数の変動が減少したそうです。その結果から、こうした強い値の電磁波をよく浴びている電気設備関係の労働者に心臓疾患が起きている可能性があると警告しました。

その警告を受ける形で行われたのが、アメリカの5つの電力会社の職員約14万人を対象にした疫学調査。そこでは、強い電磁波にさらされる職場での勤続年数が長いほど、不整脈と心筋梗塞の死亡率が高くなるという結果が出ました。もっとも電磁波を強く長く浴びていたグループでの死亡率は、電磁波を浴びていなかったグループと比べて、不整脈の場合2・4倍、心筋梗塞の場合も1・6倍です。

難病や自殺も多い

筋肉の運動をコントロールする神経細胞が侵される、筋萎縮性側索硬化症（ALS）という病気があります。筋肉が徐々にやせ細り、手足・喉・舌の筋肉が動かせなくなり、全身が次第にマヒしていく難病で、発症率は年間10万人あたり約1人です。有名な天文学者ホーキング博士がかかっているので、ご存知の方が多いかもしれません。

デンマークで行われた電力会社の職員約2万人を対象にした疫学調査の結果、このALSによる死亡率が全国民の平均と比べて2倍になっていることがわかりました。浴びた電磁波の強さと死亡率の高さには相関関係が見られ、3ミリガウス以上10ミリガウス未満の電磁波を浴びていた人たちは2・3倍、10ミリガウス以上を浴びていた人たちは2・8倍になっていたのです*。

また、アメリカでは、比較的強い電磁波を浴びる職場（平均で2ミリガウス以上）の労働者で、アルツハイマー病の発症率が4倍になったという疫

＊調査を行ったジョハンセン博士は、ALSは感電などの電気ショックとの関連性もあると述べている。

学調査もあります。

さらに、職場で慢性的に電磁波を浴びている労働者に自殺者が増えるという調査結果もあります。50年から86年まで5つの電力会社の職員を対象に調査したところ、電磁波を定期的に浴びていた場合では、自殺の発生率が1・7倍になっていたのです。50歳以下の若年層に限定すると、もっと高く3・6倍でした。

電磁波と自殺の関連については、電磁波によって鬱状態が起こるという仮説があります。老年の鬱状態は、肉体的な病気によるケースが多いのに対して、若年層では肉体の健康状態に関係なく鬱になる場合が多いというのが通説です。メラトニンというホルモンの減少が鬱状態の原因と指摘されており、メラトニンが電磁波によって減少するという複数の実験結果が、この仮説を裏付けています。

日本の実態は不明

電力会社のなかで強い電磁波を浴びやすい職場は、発電所や送電施設など。そこで働く多くは、下請け会社の職員です。また、電力会社以外で強い電磁波を浴びるのは溶接や電気炉などの職場で、その多くは中小零細企業です。

日本では、こうした電磁波を浴びやすい職場の被害実態は明らかになっていません。国が率先して、早急な疫学調査を進める必要があります。

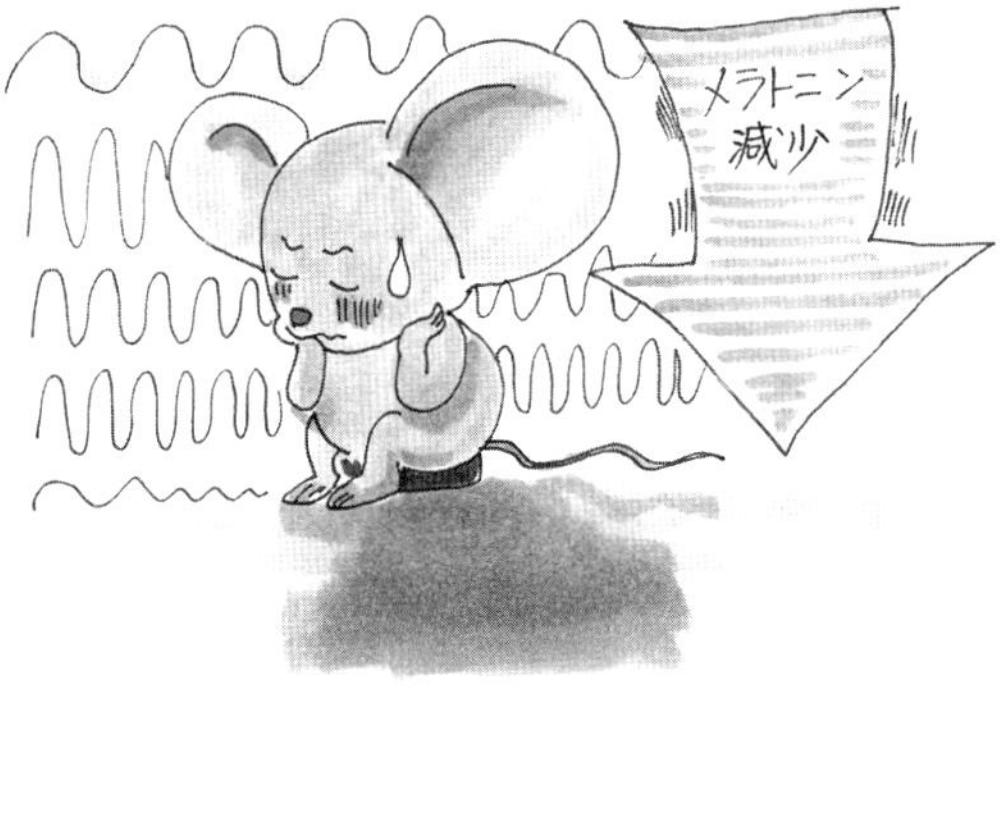

6 慢性的に浴びる高圧送電線

夕方や夏と冬の値が高い

高圧送電線（単に送電線とも言う）とは、発電所で起こされた電力を送る経路のこと。電圧が高いほど、多くの電力を効率よく送れます。電圧は、発電所に近いところから順に変電所を通して徐々に下げていき、鉄塔に配置されている6万6000ボルト以上の電線を送電線、電柱に配置されている6600ボルト以下の電線は配電線と呼びます。

送電線は、超低周波電磁波の発生源としてはもっとも問題になります。24時間連続して浴び続けるし、数十mの範囲内は小児白血病の発症率が約2倍になるといわれる4ミリガウス以上を浴びるからです。東京電力の試算によると、15万4000ボルトの送電線の場合、約50m離れないと4ミリガウス以下にはなりません（52ページ図9。ただし、これは2390アンペアという電線の許容電流最大値で試算した場合。実際に流されている電流はそれ以下の場合が多く、したがって磁場も弱くなる）。

発生する磁場の強さは、流れる電流に比例します。同じ電圧の送電線でも、発電所に近いほど電流は強いので、磁場の値も高くなるわけです。季節や時間帯によっても異なり、冷暖房が使われる夏と冬や、各家庭の使用電力が多くなる夕方から夜にかけて高くなる傾向があります。

ただし、鉄塔を見るだけでは、周辺の磁場の値はなかなか推測できません。表6（52ページ）は、

図９　送電線からの距離と磁場の強さ

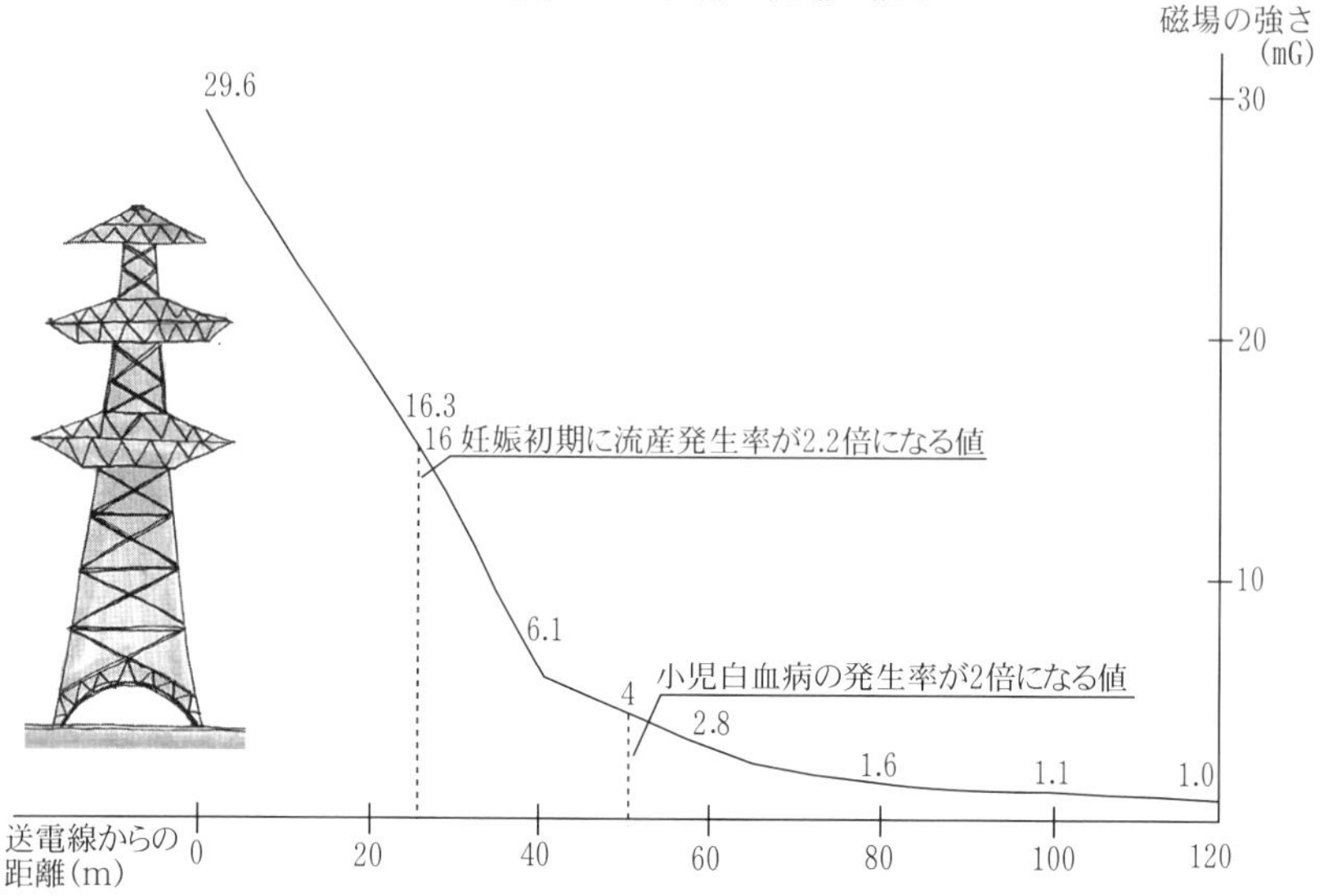

表６　送電線周辺における磁場の強さの比較

（単位：mG）

送電線の名称	鉄塔の高さ	鉄塔付近		鉄塔間の中間点	
		１回目	２回目	１回目	２回目
東名古屋日進線　No.33	59.6 m	2.1	1.3	2.2	1.3
新名火大高線　No.24	54.9 m	35.0	22.4	44.8	27.5
名南寛政線　No.7	58.9 m	4.0	5.4	10.7	8.2
名南岩塚線　No.3	58.5 m	2.6	6.0	3.8	7.2
名南岩塚線　No.7	63.9 m	5.2	2.4	14.3	13.3
名北楠町線　No.13	33.5 m	18.5	18.9	19.0	18.6
電源名古屋名北線　No.5	30.6 m	54.3	37.8	61.0	40.5

（注）測定は、鉄塔付近と鉄塔と鉄塔の中間点で行われた。鉄塔付近の電線の高さは鉄塔の半分、中間点は電線が垂れているのでもっと低くなる。

（出典）古田修一他「電磁環境の基礎調査（送電線付近での実測結果）」（『名古屋市環境科学研究所報』29巻、1999年）より作成。

名古屋市で高圧送電線周辺の磁場を測定した結果です。鉄塔の高さはあまり変わらなくても、磁場の値には相当のばらつきがあることがわかるでしょう。

自分の家の近くに送電線があって心配な人は、電力会社（検針票に書いてあるカスタマーセンター）に連絡すれば、無料で磁場の値を測定してくれます。

鉄塔を高くするか地下に埋設する

高圧送電線から発生する電磁波を弱くするためには、電力会社に対策をとらせるしかありません。３つの対策があります。

第一は鉄塔を高くすること。高圧送電線から発生する磁場の値は、電線からの直線距離の２乗に反比例して低くなるからです。表６を見てもわかるとおり、鉄塔付近より、鉄塔間のほうがほとんど高くなります。これは、鉄塔にかかる負荷を減らすために鉄塔間は電線をたるませているからです。

第二は地下への埋設です。ビルの高層化が進む都市部では、景観と防災上の理由から、ガス管や水道管といっしょに共同溝への埋設が進められています。地下に埋設するにあたって、コンパクトにするために高圧送電線のケーブルを巻き込むの

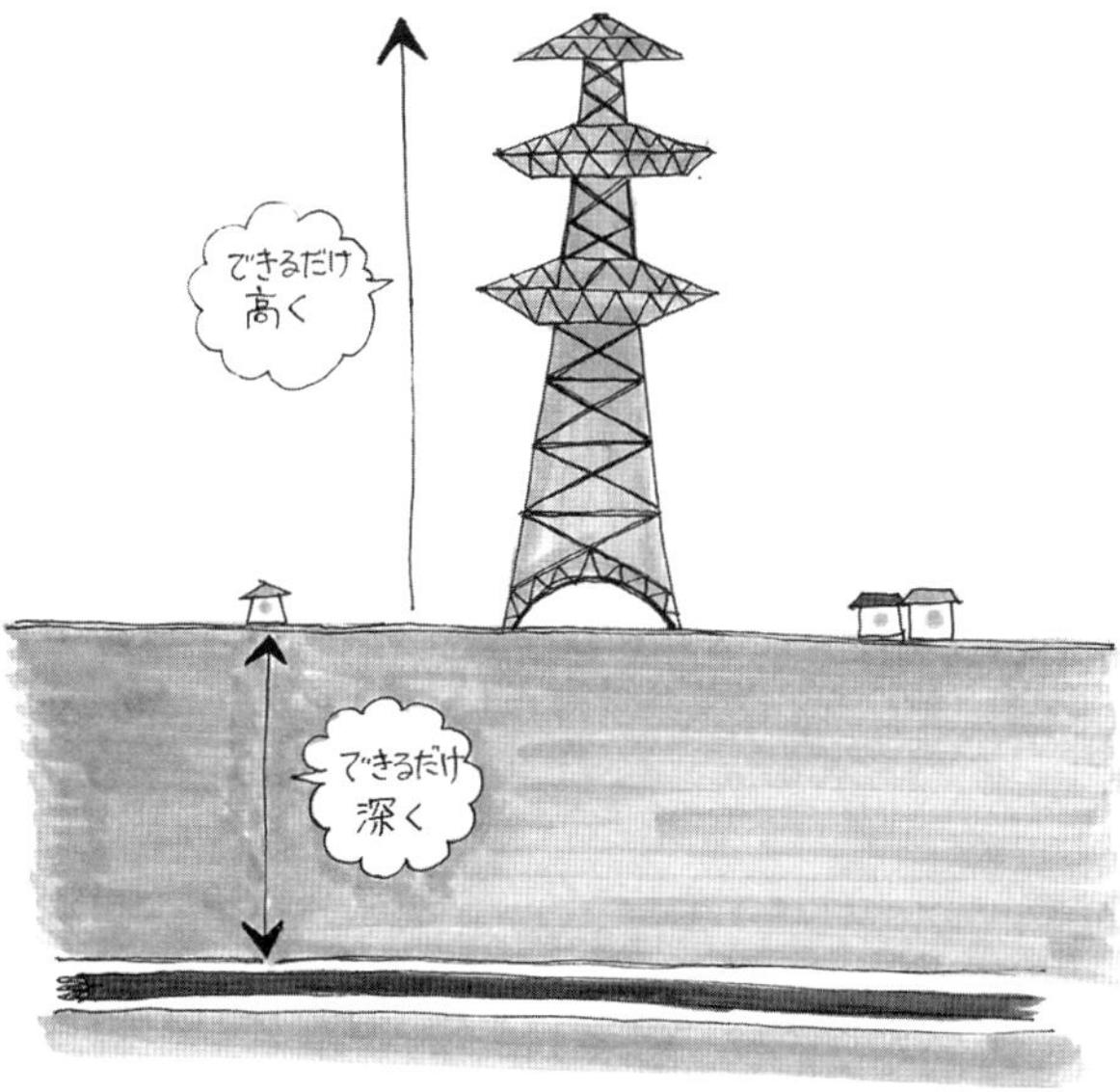

で、各送電線から発生する磁場が互いに打ち消し合い、低くなるのです。27万5000ボルトの高圧線が埋設されている道路上で測定してみたところ、地上に出ている変圧器の周辺を除いては、1ミリガウス以下でした。

ただし、場所によってはケーブルの埋設が浅かったり、変圧器の周辺では数十ミリガウスの電磁波が発生しているケースもあります。

直流にすれば解決する

第三に根本的な解決策は、直流送電です。直流電流の場合、発生するのは地球の磁場と同じ静電磁場なので、23ページで述べたように問題はありません。すでに、北海道と本州や四国と本州を結ぶ送電線は直流になっています。今後は、全国で高電流の流れる本線の部分を直流化し、末端部分については人口が多い都市部で地下化するなど、メリハリの効いた対策が求められます。

アメリカの会計検査院が94年に議会に提出した試算では、全国の送電線・配電線から発生する磁場を2ミリガウス以下にするためのさまざまな対策の費用として、2500億ドル（現在の換算で約30兆円）を見積っています。実にアメリカの国家予算の約10％という莫大な費用です。

日本でも、まず総務省と電力会社が対策費用の見積りをつくる必要があります。すべての送電線・配電線からの磁場を抑える必要はありません。近くに人が住んでいるところに対して、重点的に対策をたてればよいのです。どれだけ費用を抑えて、高い低減効果を生むかが、電力会社の腕の見せ所だと思いませんか。

7 配電線対策を拒否する電力会社

家の周囲の配電線からも電磁波が出ている

高圧送電線よりも私たちが身近に接するのは、家のまわりに張りめぐらされている配電線です。高さ15mくらいの電柱に3本ずつ2組が張られています。上段が6600ボルトの高圧線で、下段が100ボルトか200ボルトの低圧線（56ページ写真参照）。上の高圧線を柱上変圧器で下げて低圧にし、引込み線で家庭に配ります。

日本子孫基金のスタッフの家で、各部屋の中央にあたる位置の測定を行った結果が図10です。すぐ近くの道路に配電線が走っていて、一番近い電柱にはトランス（変圧器）も載っています。おまけに、坂道に面しているため、ちょうど2階が電線

図10　各部屋の電磁波の強さ

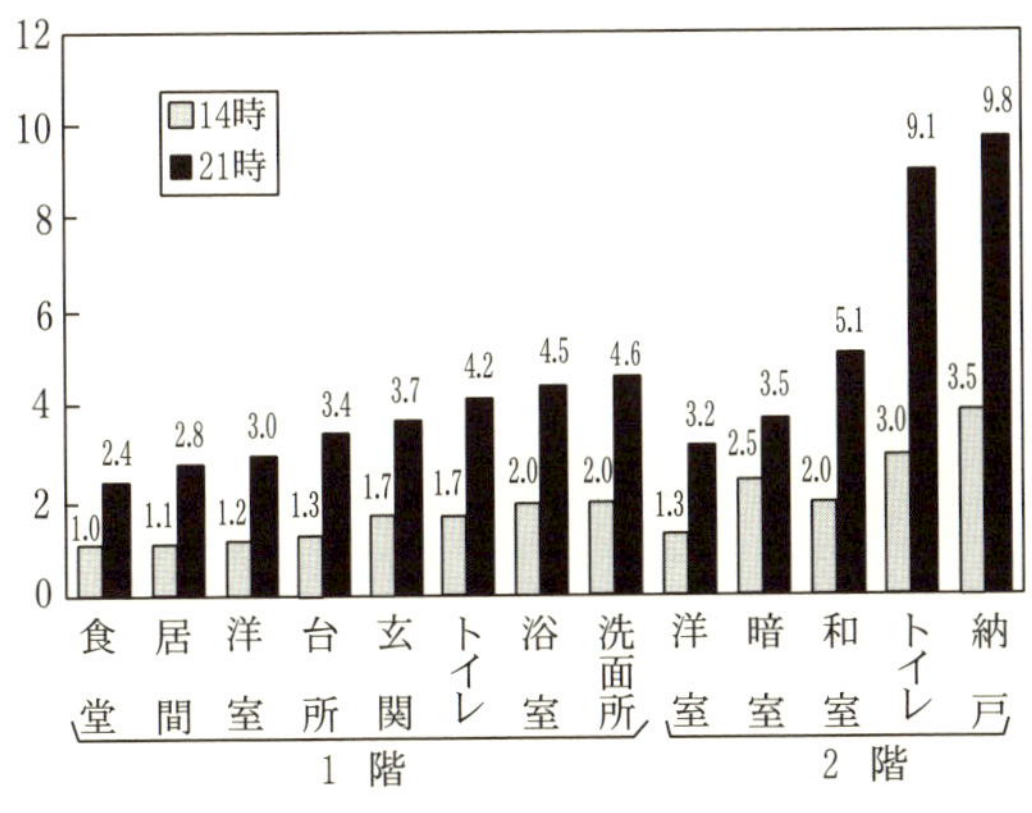

（注）静岡県三島市で96年4月4日に測定した。

柱上変圧器（高圧線の電力を低圧に変換する）
高圧線（6600V）
低圧線（100か200V）
電話、ケーブル、テレビなどの配線（電磁波の発生はたいしたことない）
三つ編み

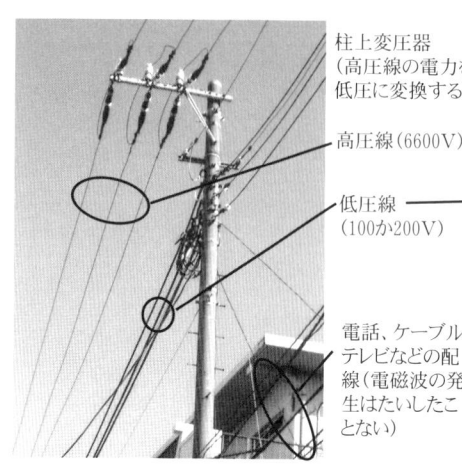

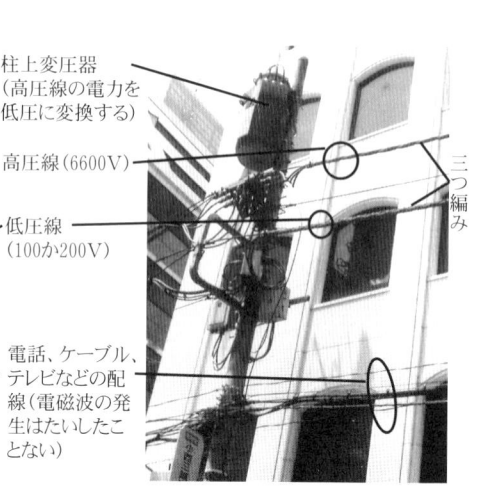

悪い送電線
電線は3本で1セット。3線が平行に走っているので、発生する電磁波は大きい。

良い送電線
高圧線も低圧線も、3線が三つ編みに巻いてある。それぞれの線から発生する磁場が打ち消しあうことで、全体の電磁波が低減される。

の高さ。家全体が配電線から発生する電磁波に覆われている感じです。概して2階の数値が高く、暗室を除いて夜は昼の2～3倍でした。

三つ編み配電線にすれば低減できる

配電線については、すでに技術的な対策があります。左上の写真のような、電線が平行に走っている配電線から発生する電磁波を測ってみると、4m離れた距離で4ミリガウスでした。一方、右上の写真のように3本の線を三つ編みに巻いた配電線の場合は、同じ4m離れた距離で0・2ミリガウス（測定にはガウスメーター4080型を使用）。電線を三つ編みにすると、互いの電線から発生する磁場が打ち消し合い、低減する効果があるのです。

自宅前の電線が平行に走っていて、電磁波の値が高ければ、三つ編みに変えてもらいたいと思うのは当然でしょう。ところが、その対策をめぐって、信じられないような事件が起こりました。

費用負担を前提に工事を依頼

東京都調布《ちょうふ》市に住むAさんのお宅は、街道沿いの角地にある3階建て。窓のすぐ近くに送電線が走っています。電磁波が気になったAさんは、東京電力に測定を依頼しました。

結果は、3階の子ども部屋で3・8ミリガウス。小児白血病の発症率が約2倍になる4ミリガウスに近い値です。測定したのは9月の涼しい夕方なので、冷暖房の使用量が増える夏や冬には、4ミリガウスを超える可能性が高いでしょう。最大値は屋上のベランダ周辺で、8・2ミリガウスです。測定に来た技術者は、こう説明しました。

「電線を三つ編みにすれば、電磁波は低減できます。電柱の間だけ三つ編みにする費用は6万円程度でしょう」

費用を負担するのはおかしいとも感じましたが、一日でも早く電磁波の値を低くしたいと思い、工事を頼みました。ところが、その晩、東京電力から電話がかかってきて、「工事には応じられない」と言うのです。「納得できない」と答えると、翌日、職員が説得に現れました。以下は、そのときのやりとりです。

独占企業のあきれた傲慢ぶり

「WHOによれば、5万ミリガウスでも人体に影響は出ません。お宅の8・2ミリガウスなんて、問題になる数値ではありません。あなたが気にされている4ミリガウスは平均数値です。部屋の一部がそれを超えていたとしても、外にも出るし、その場所にずっといることはないでしょう。一日平均ではまず超えないから、安全です」

「身のまわりにはさまざまな有害といわれる物質があります。私は、排除できる物質は取り除きたいと思っているだけです。食べ物の残留農薬の場合は、価格が高くても有機食品を選ぶことで自衛できます。選択できるのが消費者の権利でしょう。今回も同じで、他地域ではすでに取り入れている三つ編み配電線にしてくださいとお願いしているだけ。費用も払うと言っているんです。拒否されるのは納得できません」

「電線の三つ編み工事は、原則として電気設備技術基準で定める建造物と電線の間に必要な距離（上方で２ｍ、側方で１・２ｍ）を満たさない場合に行うものです。消防署の要請など防災上の理由で行うこともありますが、電磁波の低減という理由で行うわけにはいきません。電磁波を減らすという理由で、電線を動かしたり電柱をなくしたりは、できないのです。変圧器が邪魔だから取り除いてくれと言われても、持って行くところがないから撤去できません」

「電柱や変圧器をなくせなんて、要求していません。ただ、目の前の電線を三つ編みにしてくれと言っているだけです。他のだれにも迷惑はかからないでしょう。費用だって負担すると言っているのに、どういう理由で拒否できるのですか」

最後には「いろんな方と交渉するなかでは、『じゃあ、電気のない生活をしますか』と言うこともあるんですよ」と脅しともとれる発言まで。結局、工事は行われませんでした。独占企業の傲慢以外の何ものでもありません。

ＷＨＯの勧告も無視

東京電力が5万ミリガウスでも安全と言っている根拠は、ＷＨＯが87年に公表した環境保健基準69という文書。これは、64年から86年までに報告されたさまざまな実験や疫学研究を評価したものです。しかし、ＷＨＯはすでに述べたように、01年10月に政策を変更。超低周波電磁波について予防原則の適用を勧告しています。産業界に対して、「浴びる量を減らすような安全で低コストの方法を一般の人びとに提供すべきである」と明記しているのです。

今回の東京電力の態度は、技術的に可能で、経済的にも顧客が負担すると言っているにもかかわらず、工事を拒否するというもの。明らかにＷＨＯの新たな政策に反しています。

02年10月、日本子孫基金は東京電力に対して、速やかにAさんの要望に応じて工事をするように、要請書を送付しました。それに対する回答の要旨は次のとおりです（「磁界」は「電磁波」と同じと考えてよい)。

① 配電線からの磁界レベルが健康への影響を与えるとは、考えられない。

② 磁界は屋内配線や家電製品からも発生しており、生活空間における磁界がすべて配電設備に起因するものではない。

③ 電線を三つ編みにしても、一概に磁界レベルが低減されるとは限らない。

④ 以上の点から、要望には応えられない。

実験でも低減効果は明らか

しかし、これらはいずれも工事を行わない理由になっていません。

①については、電力会社が健康に影響がないと思いたいのは勝手ですが、それを他人に押し付ける権利はありません。②については、配電線は自分で低減できないから困っているのです。屋内配線や家電製品からの電磁波には、Aさんは自分で気をつけています。

③については、日本子孫基金で実験に挑戦。延長コードを買って真ん中から2つに裂き、プラスとマイナスの間を広げて、測定してみました。

裂く前のプラスとマイナスの線が近くに平行している状態で、コードから5cm離れた距離での電磁波は、7・6ミリガウス(写真上)。間を広げると、128ミリガウスにまでなりました(写真中)。一方、2つの線を編んでみると、1・3ミリガウスに激減したのです(写真下)。この間、流れている電流は同じですから、編み込むことによる低減効果は一目瞭然です。

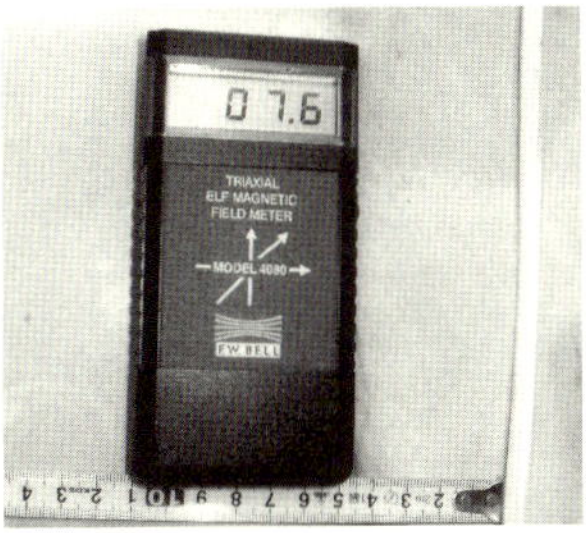

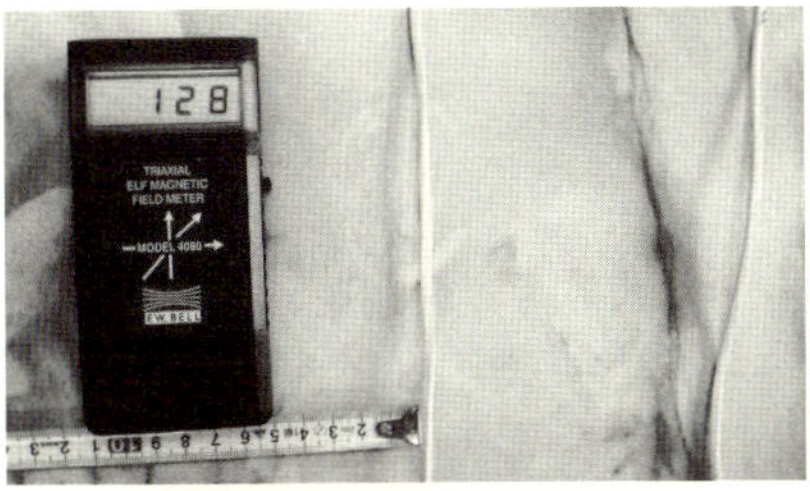

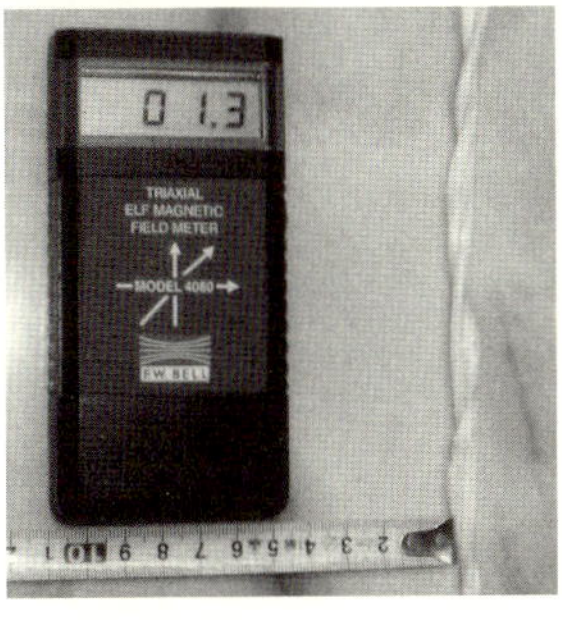

8 身近な家電製品でも小児白血病が心配

最大では5倍以上に

46ページの図7のように、1日の生活のなかで浴びる電磁波の値は大きく変動します。一時的に浴びる強い電磁波の発生源の多くは、家庭や職場の電気製品です。

アメリカで、さまざまな家電製品を3年以上使い続けた場合に小児白血病にかかる可能性が高くなるかどうかを調べたところ、電気毛布をはじめとして、髪の毛をカールさせるカーリングアイロンや電気毛布には、相関関係が見られました（表7）。

表7　家電製品などによる小児白血病の危険度

製品名	相対危険度
カーリングアイロン	3.56
電気毛布	2.63
ヘアドライヤー	1.54
電子レンジ	1.30
ゲームセンター	2.78
テレビゲーム	2.36

（出典）*Microwave News*, May/June, 1998をもとに作成。

また、表8-1はアメリカの環境科学研究所によるデータ、表8-2（62ページ）は私自身の測定結果です。これらをふまえて、とくに気をつけたほうがよい電気製品を危ない順に①～③に分類してみました。参考にしてください。

① 至近距離で使い、広い範囲で強い電磁波を発生するもの。IH調理器、電気カーペット、電気毛布など。

② 至近距離で使い、局部的に強い電磁波を発生するもの。ハンドミキサー、ヘアドライヤー、電気シェーバーなど。

表 8-1　家電製品から発生する電磁波

（単位：mG）

場所	製品名	15cm	30cm	1m	2m
台所	電子レンジ				
	低	100	1	1	—
	中	200	4	10	2
	高	300	200	30	20
	オーブンレンジ				
	低	20	—	—	—
	中	30	8	2	—
	高	200	30	9	6
	ミキサー				
	低	30	5	—	—
	中	100	10	1	—
	高	600	100	10	—
	フードプロセッサー				
	低	20	5	—	—
	中	30	6	2	—
	高	130	20	3	—
	食器洗い機				
	低	10	6	2	—
	中	20	10	4	—
	高	100	30	7	1
	トースター				
	低	5	—	—	—
	中	10	3	—	—
	高	20	7	—	—
	コーヒーメーカー				
	低	4	—	—	—
	中	7	—	—	—
	高	10	1	—	—
	冷蔵庫				
	中	2	2	1	—
	高	40	20	10	10
洗面所	ヘアドライヤー				
	低	1	—	—	—
	中	300	1	—	—
	高	700	70	10	1
	電気シェーバー				
	低	4	—	—	—
	中	100	20	—	—
	高	600	100	10	1
	洗濯機				
	低	4	1	—	—
	中	20	7	1	—
	高	100	30	6	—
居間	掃除機				
	低	100	20	4	—
	中	300	60	10	1
	高	700	200	50	10
	アイロン				
	低	6	1	—	—
	中	8	1	—	—
	高	20	3	—	—
居間	エアコン				
	中		3	1	—
	高		20	6	4
	カラーテレビ				
	中		7	2	—
	高		20	8	4
	デジタル時計				
	中		1	—	—
	高		8	2	1
	アナログ時計				
	低		1	—	—
	中		15	2	—
	高		30	5	3
	バッテリー充電器				
	低	3	2	—	—
	中	50	3	—	—
	高	50	4	—	—
オフィス	空気清浄機				
	低	110	20	3	—
	中	180	35	5	1
	高	250	50	8	2
	コピー機				
	低	4	2	1	—
	中	90	20	7	1
	高	200	40	13	4
	ファックス				
	低	4	—	—	—
	中	6	—	—	—
	高	9	2	—	—
	電気鉛筆削り				
	低	20	8	5	—
	中	200	70	20	2
	高	300	90	30	30
	蛍光灯				
	低	20	—	—	—
	中	40	6	2	—
	高	100	30	8	4
その他	電気のこぎり				
	低	50	9	1	—
	中	200	40	5	—
	高	1000	300	40	4
	電気ドリル				
	低	100	20	3	—
	中	150	30	4	—
	高	200	40	6	—

（注1）同じ種類の電気製品でも発生する電磁波には差があるため、低い順に低・中・高と分類した。
（注2）—は、スイッチを入れる前に測った周辺の値とほとんど差がなかったことを意味する。
（出典）*EMF Questions and Answer*（June, 2002）をもとに作成した。

③　強い電磁波を発生するが、離れて使えるもの。掃除機や洗濯機など。

ただし、電磁波の強さは商品によっても違います。詳しく知りたい方には、33ページで紹介したように、簡易測定器を使って実際に測定することをお勧めします。

表8–2　家電製品から発生する電磁波　（単位：mG）

		製品からの距離			1mGになる距離（cm）
		密着値	10cm	50cm	
台所	電子レンジ		500	16.8	120
	ハンドミキサー		150	3.6	100
	トースター		27	1.5	60
	電気ポット		4.5	0.1	
	ホットプレート		4.1	0.5	
	冷蔵庫		21	4.5	110
	台所用換気扇		20	2.3	70
洗面所	ヘアドライヤー		54	0.5	
	電気シェーバー	116	16	0.6	
	電動歯ブラシ		1.6	0.2	
	洗濯機		21.6	0.7	
居間	掃除機		250	8.0	65
	ルームエアコン		5	0.1	
	電気ストーブ		34	0.7	
	電気コタツ		24	1.5	70
	電気カーペット	410			
	電気毛布	55			
	扇風機		50	0.8	
	テレビ（ブラウン管）		31	3.1	86
	テレビ（液晶）		14	0.9	
	テレビ（プラズマ）		11	0.9	
	パソコン（ブラウン管）		7	0.7	
	パソコン（液晶）		3	0.5	
	テレビゲーム		1.4	0.13	

（注）密着して使うものは密着値を測定。50cm離れても1ミリガウス以下にならないものは、1ミリガウス以下になる距離を測定した。

離れれば自衛できる

こうした家電製品から発生する電磁波に対しては、基本的には自衛が可能です。電磁波は、距離が離れるほど弱くなるからです。目安は1～2m。2m以上離れれば、大半の製品で、リスクが避けられる目安とされる1ミリガウス以下にできます。

9　家電製品でもっとも危険なＩＨ調理器

妊娠中は絶対に30㎝以内で使わない

ＩＨ調理器（電磁調理器）は「火を使わず、炎が出ないから、安全で、周囲が汚れない」「ガス管が不要で、地震対策によい」などと宣伝され、高齢者向けや新築の高層マンションで、ガスコンロに替わって急速に普及が進んでいます。ＩＨはインダクション・ヒーターの略で、電磁誘導加熱という意味。プレートの下にあるコイルから発生する磁場（磁力線）によって誘導電流を発生させ、プレート上の金属製の鍋を加熱する仕組みです。

ＩＨ調理器からは、家電製品のなかではもっとも強い電磁波が発生しています。鍋やフライパンを加熱するために、意図的に周辺に電磁波を発生させているからです。したがって、近くに立つと非常に強い電磁波にさらされます。各メーカーの調理器を最大出力にして、口径12㎝の鍋を中心に置いた状態で、実際に測定してみました（64ページ表９‐１）。

その結果、ＩＨ調理器の周辺では最大４１１ミリガウス（松下電器）、正面でも最大１５３ミリガウス（松下電器・三菱電機）でした。これは、小児白血病の危険性が指摘される４ミリガウスの38～１０３倍にもなります。なお、周辺の最大値とは、調理器の正面、左右側面、背面の最大値、専用鍋とは、調理器に付属している口径26㎝の鍋です。

そして、妊娠初期に流産が起きやすいとされている分岐点の16ミリガウス以下にするには、30㎝以上離れて使わなければなりません。しかし、実

表9-1　IH調理器の周辺から発生する電磁波

	メーカー名（略称）						
	松下	象印	テスコム	日立	三菱	三洋	松下専用鍋
正面の値（mG）	153	122	143	136	153	75	48
周辺の最大値（mG）	411	277	368	300	400	158	129
16 mG以下にするのに必要な距離（cm）	30	30	30	30	30	27	16
1 mG以下にするのに必要な距離（cm）	120	110	110	110	110	110	78

表9-2　IH調理器から発生する比較的高い周波数の電磁波（プレート上の値）

	メーカー名（略称）					
	松下	象印	テスコム	三菱	日立	三洋
ピーク周波数（kHz）	21.73	22.24	19.83	20.13	21.95	21.82
発生した電磁波の最大値（mG）	1013.9	948.5	847.3	681.4	916.1	400.5
ピーク周波数でのガイドライン値（G）	62.5	62.5	62.5	62.5	62.5	62.5
ガイドライン値の超過率（倍）	16.2	15.2	13.6	10.9	14.7	6.4

際に使ってみると、お腹は30㎝以内に近づきがちですし、お腹のあたりがＩＨ調理器の高さになり、胎児が強い電磁波にさらされることが心配です。しかも、ふつうは毎日使います。妊娠中は、絶対に30㎝以内に近づけては使わないようにしましょう。

国際ガイドライン値を超えている

ＩＨ調理器のもうひとつの問題点は、一般の家電製品から発生する周波数である50～60ヘルツだけでなく、鍋を暖めるために加熱コイルから18～30キロヘルツという比較的高い周波数の電磁波も出していることです。表9-1と同じ条件で測定してみると、最小で401ミリガウス（三洋電機）、最大で1014ミリガウス（松下電器）でした（表9-2）。

こうした周波数の電磁波は、テレビからも発生しますが、テレビの場合は至近距離でも20ミリガウス以下です。これに対して、ＩＨ調理器の数値はテレビの20～50倍。そして、国際非電離放射線防護委員会（ＩＣＮＩＲＰ）が98年に作成した20〜30キロヘルツでの国際ガイドライン値は62・5ミリガウスですから、最大でその16倍になっています。

この点について、日本電機工業会は「国際規格に沿った測定では超えていない」と説明しています。ところが、それはＩＨ調理器から30㎝離れた位置での測定値です。実際には30㎝以内で使うのですから、安全と主張するには無理があります。せめて「30㎝以内で使用すると危険」と商品説明書に明記すべきです。しかし、現在は「ペースメーカー使用者は医者に相談」としか書いてありません。

なるべく離れて、大きな鍋を使う

住まいの都合でどうしてもＩＨ調理器を使わざるを得ない人は、加熱中はできるだけ離れているようにしましょう。安全の目安である1ミリガウス以下にするには、１・１ｍ以上離れなければなりません。とはいえ、これでは料理できないので、少なくとも30㎝以内に近づかないように気を配ってください。

また、鍋が大きければ加熱コイルを覆い、鍋に吸収される電磁波が増えるので、周辺に漏れ出す電磁波は弱くなります。表9-1で、口径が広い専用鍋の値が小さいのは、このためです。できるだけ大きい鍋やフライパンを使うようにしましょう。

ただし、大きくてもＩＨ調理器の中心からずれると、中心に置いたときに比べて2倍以上の値になります。炒める場合など、鍋やフライパンを動かさないように注意が必要です。

日本子孫基金が02年4月に各メーカーに出した質問書に対して、松下電器、三菱電機、日立製作所、三洋電機は「低減するよう努力する」と回答しました。にもかかわらず、03年5月現在、「発生する電磁波を低減した」と表示されているＩＨ調理器はありません。

10 胎児への影響が不安な電気毛布

脳腫瘍や泌尿器異常の発症率が4倍に

電気毛布や電気カーペットは長時間にわたって密着して使用するため、とくに気をつけなければなりません。電気カーペットは至近距離で約400ミリガウス、電気毛布の場合も約55ミリガウスの電磁波を発生させています。

アメリカで76年から83年にかけて、ガンと診断された14歳以下の子どもたちの母親252人と、ガンにかかっていない14歳以下の子どもたちの母親222人を比べた疫学調査の結果が、90年に報告されました。それによると、妊娠中に電気毛布を使っていた母親から生まれた子どもの場合、脳腫瘍と白血病の発症率がそれぞれ2・5倍と1・7倍です。なかでも、妊娠初期に使用していた場合には、脳腫瘍の発症率は4倍でした。

また、同じくアメリカで、泌尿器(尿路)異常の赤ちゃんを出産した母親118人と、そうでない母親369人を比べた疫学調査もあります。その結果では、なかなか妊娠しにくかった女性の場合、電気毛布を使用していると泌尿器異常の発生率が4倍、妊娠初期(3カ月まで)に使用していた場合に限ると10倍にもなっています。

使用中には電源を切る

電気毛布は寝る前にあらかじめ暖めておき、使用中には電源を切るのが、現実的な対策です。

また、発熱線を工夫して、磁場を打ち消し合う配線をした商品も発売されています。こうした電磁波対策のとられた電気毛布やカーペットを選ぶことをお勧めします。

電気コタツも、ヒーターから10㎝の距離で24～36ミリガウスの電磁波を発生させています。コタツの中だけでなく、テーブルの上にも発生しているので、暖まったらこまめに電源を消すようにしましょう。

ルームエアコンや電気ストーブからも電磁波は発生していますが、１ｍ以上離れれば１ミリガウス以下になります。

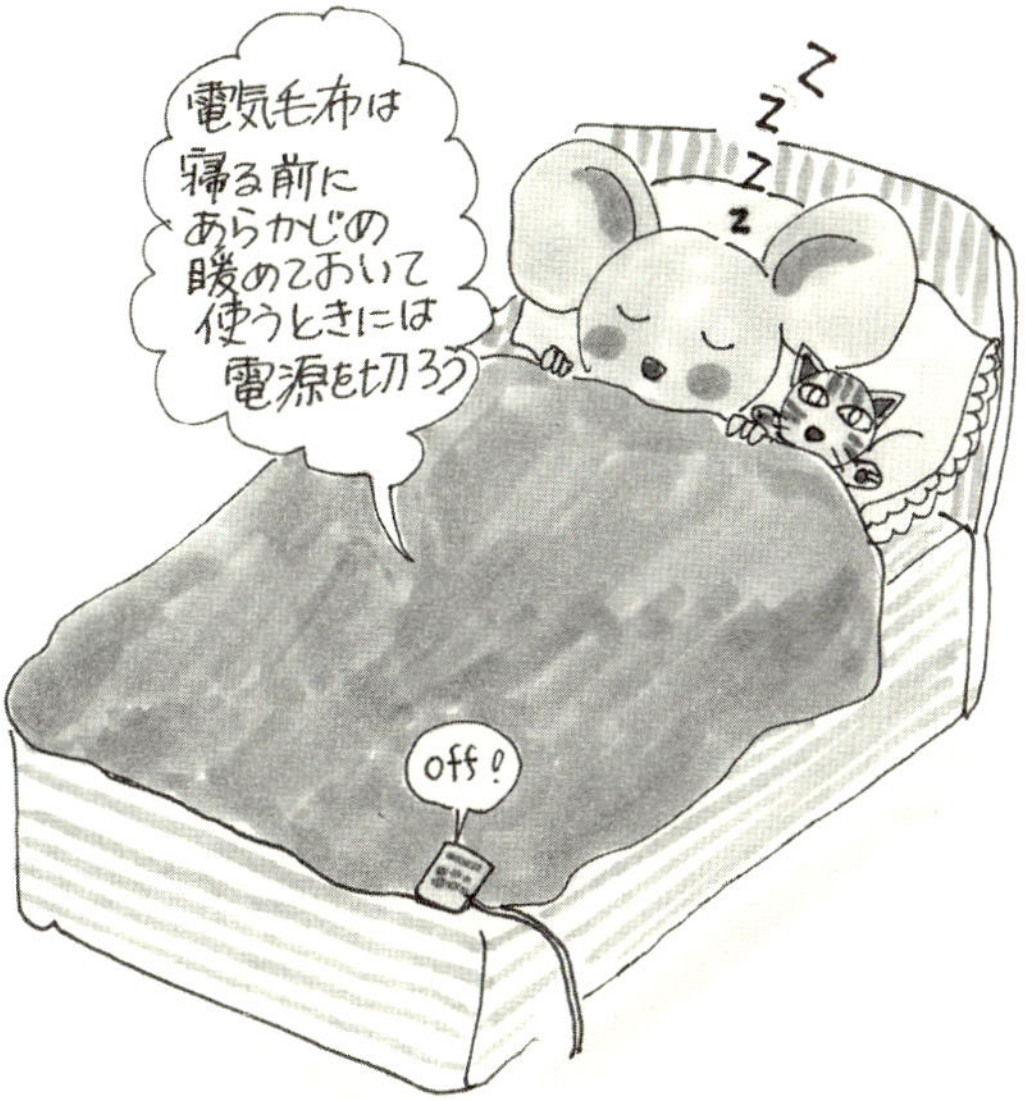
電気毛布は
寝る前に
あらかじめ
暖めておいて
使うときには
電源を切ろう
Z
Z
Z
z
off!

11 電子レンジやミキサーにも注意

使用中は2m以上離れる

IH調理器と並んで強い電磁波を出している家電製品は、電子レンジです。携帯電話にも使われているマイクロ波には、発熱作用があります。電子レンジはまさにその発熱作用を利用したもの。2・45ギガヘルツの電磁波を食品に照射して、食品中の水の分子を激しく振動させることで、熱を発生させます。

50年代にアメリカで発売された当初はマイクロ波が大量に漏れ出たために、使用した主婦に白内障が多発して社会問題になりました。目の水晶体には毛細血管がほとんどないので、熱の発散がしにくいからです。

日本では通産省(当時)が70年に、電磁波に関する唯一の基準としてマイクロ波の漏洩基準(扉を閉め、5cm離れた状態で、1cm²あたり1mW以下)を設けて以降、メーカーが対応して、漏洩は減りました。しかし、いまもゼロではありません。

また、50〜60ヘルツの超低周波の電磁波は強く発生していますが、規制はありません。使用中は2m以上離れたほうがよいでしょう。

ハンドミキサーは使用時間を短くする

ミキサーやジューサーはモーターを使っているため、やはり強い電磁波を発生させます。なかには、15cmの距離で600ミリガウスというものもあるほどです(61ページ表8-1)。他の家電製品と同じく、離れれば浴びる値は弱くなります。しかし、野菜のみじん切りなどに便利なフードプロセッサの場合は上部を押さえていなければスイッチが入らないので、離れては使えません。使う時間をできるだけ短くすることで対処するしかありません。

また、15㎝の距離で100ミリガウスもの強い電磁波を発生させる食器洗い機もあります。スイッチを入れたら、離れていたほうがよいでしょう。

食品に電磁波は残留しない

「電子レンジで調理した食品は安全ですか？電磁波が残留していませんか？」と、よく質問されます。食品に電磁波は残留しません。問題になっているのは人体への直接的な影響で、電磁波を浴びた食品を食べても大丈夫です。

ただし、電子レンジは食品の内部から加熱するため、熱に弱い成分が分解しやすいことがわかっています。渡辺文雄博士（高知女子大学）の研究によると、電子レンジによる加熱実験では、牛乳中のビタミンB12が、通常の煮沸時間の5分の1程度で30～40％も減少するそうです。

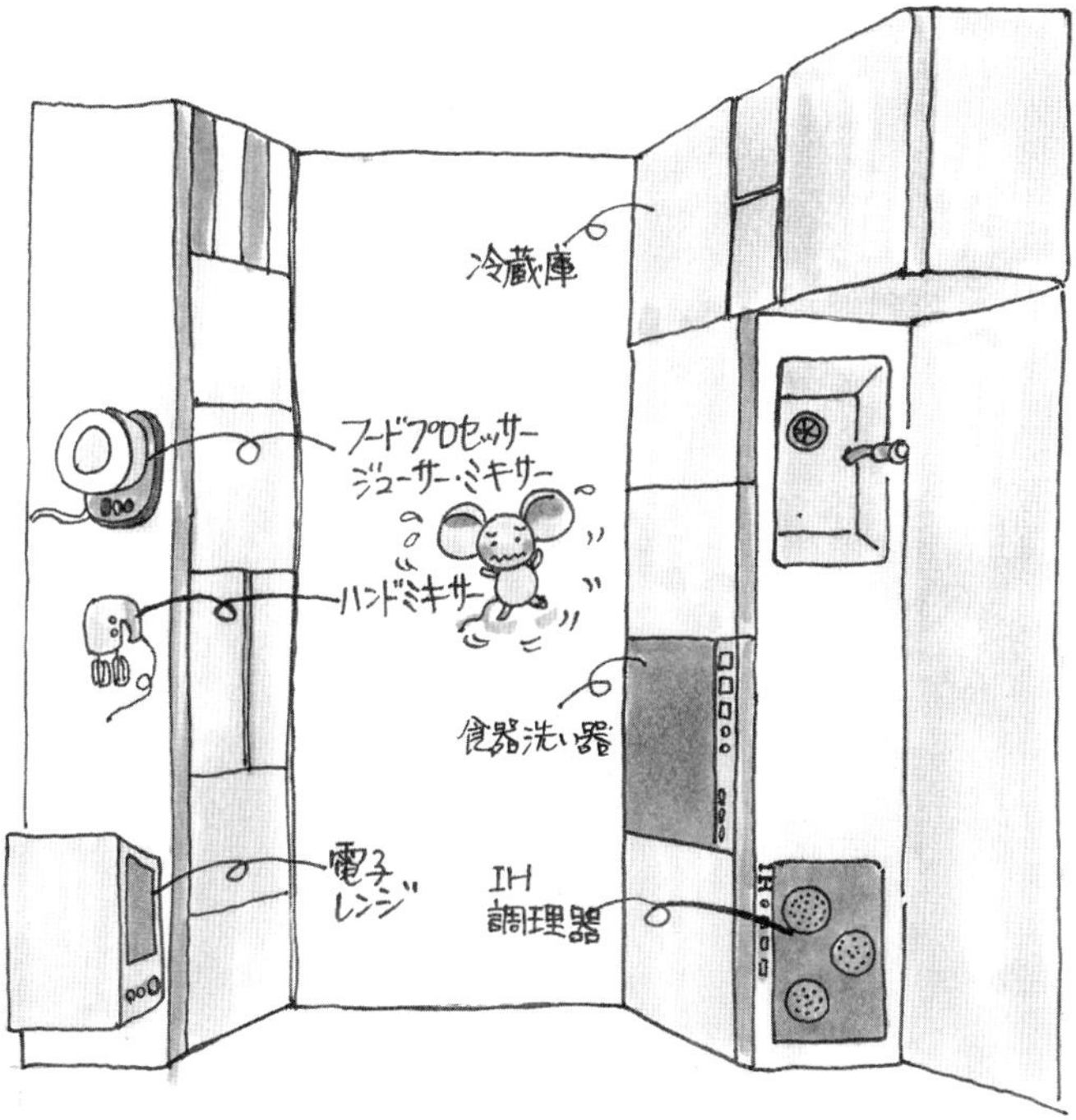

12 パソコン・テレビは液晶画面を選ぶ

電磁波対策が進んだパソコン

ブラウン管を使用するパソコンやテレビの画面からは、エックス線や、高周波から低周波まであらゆる周波数の電磁波が発生していました。このうちエックス線の漏洩は68年に規制されたため、現在ではほぼゼロにまで抑えられています。

パソコンがオフィスに導入され始めた70年代後半から、ＶＤＴ(ブラウン管を使用したテレビ画面のようなディスプレイ装置)型のパソコンを使う仕事と流産の関連性を示唆する報告が相次ぎます。目が疲れやすい、顔面に湿疹ができるなどＶＤＴ症候群と呼ばれる症状も多く起きました。こうした症状の原因のすべてが電磁波とは断定できません。しかし、高圧送電線と並んで電磁波の健康への影響でもっとも注目されたのが、パソコンでした。そのため、家電製品のなかではパソコンの電磁波対策がもっとも進んでいます。

たとえば、スウェーデン政府は90年にＶＤＴについての規制値を世界で最初に設定しました。50cmの距離で、超低周波(5ヘルツ～2キロヘルツ)で2・5ミリガウス、長波周辺(2～400キロヘルツ)で0・25ミリガウス以下です。日本でも、パソコン関連業界団体である日本電子工業振興協会が93年10月に、スウェーデンの規制値と同じ自主規格を設定しました。

50cmの距離で2・5ミリガウスという規制値は十分とは思えません。とはいえ、実際に測定してみると、画面の正面では10cmまで近づいても1ミリガウス以下です。現在は、あまり心配することはないでしょう。

一方テレビの画面は、対策が進んでいません。10㎝の距離で20ミリガウス以上の値になるものがたくさんあります。ただし、大半は1m以上離れれば1ミリガウス以下になります。

危険性を減らす3つの工夫

①画面はブラウン管より液晶型を選ぶ。

ブラウン管を使った従来型よりも、液晶パネルを使ったタイプのほうが構造上、発生する磁場は少ないことがわかっています。身体の近くで使用するパソコンのモニター画面などは、液晶型を選んだほうがよいでしょう。テレビも同様です。とはいえ、液晶型のモニターでも電源装置や電子回路や部品からは電磁波が出ており、ゼロではありません。

②側面や背面に向かわない。

ブラウン管型のパソコンモニターの電磁波を測定したところ、正面では5～9ミリガウスでしたが、側面では15～30ミリガウスでした。側面や背面のほうが強い電磁波が発生しており、50㎝以上は離れる必要があります。職場のパソコンでブラウン管モニターを使っている場合は、窓側や壁面に配置して、画面の側面や背面に向かう人がいないように工夫しましょう。

③テレビは少なくとも1m以上は離れて見る。

とくに、子どもがテレビゲームをする場合は画面に近づきがちなので、要注意です。

なお、電磁波をカットするエプロンなどが市販されていますが、カットしているのは電場だけです。健康への影響が問題となっている磁場はカットできていません。エプロンをつければ大丈夫だと思って、長時間使い続けると危険度を増しかねないので、注意してください。

また、パソコンによる健康障害は、電磁波だけが原因とは言えません。目の使いすぎ、同じ姿勢で長時間作業を続けるための肉体的疲労、精神的ストレスなどでも、眼精疲労（目が痛くなる、肩こり、吐き気など）を起こす場合があります。長時間の使用は避け、休憩を入れるようにしましょう。

13 ヘアドライヤーや電気シェーバーは極力使わない

電子レンジより高い値

ヘアドライヤーや電気シェーバーのように、モーターを用い、頭や顔に近づけて使う製品は、強い電磁波の発生源です。表8-1を見ても、日本の家庭ではめったに使わない電気のこぎりを除けば掃除機に次ぐ値で、電子レンジより高くなっています(製品による差もかなりある)。しかも、たいていは15㎝より近づけて使うので、もっと高い値になるでしょう(表8-2では116ミリガウス)。

ヘアドライヤーは、すべて交流電源。強い電磁波が頭を覆うことになり、心配です。できるだけ自然乾燥に任せて、使う時間を短くしましょう。その場合も、「弱」にして使うこと。自然乾燥のほうが髪にもやさしいので、一挙両得です。

電気シェーバーには交流電源タイプと電池式があり、電池式のほうが相対的に電磁波は弱いと言われています。しかし、ひげをそるのにわざわざ電気製品を使う必要はないと思いませんか。

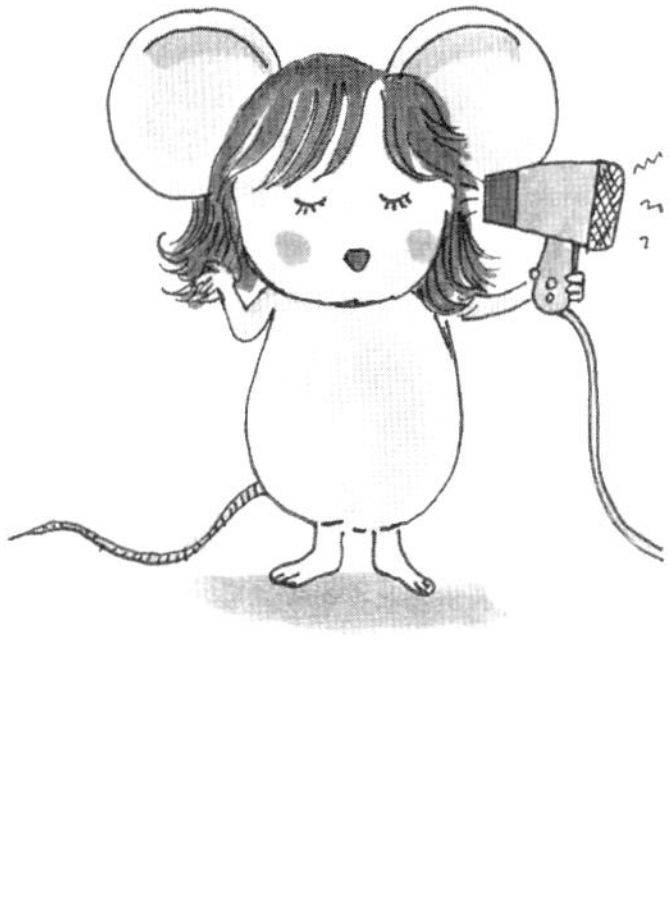

14 クルマの最大の発生源はタイヤだった

ボルボ社の自動車から１８０ミリガウスの電磁波

これまであまり情報がなかったのが、自動車の電磁波です。車の測定結果を見ると、座席の場所によってかなりの差があります。どこが発生源かを明確にしないと、低いと思って座っている座席が逆に高い場合も。家電製品と違って発生源が大きいため、浴びる範囲も広くなり、注意が必要です。

スウェーデンの自動車専門誌に02年、ボルボ社の自動車から最大１８０ミリガウスの電磁波が発生しているという記事が掲載されました＊。それを知った同じ型のボルボに乗っている方から依頼があり、ボルボＶ70を実際に測定した結果が図11（74ページ）の左側（対策前）です。エンジンをかけた状態で、停車させて測定しました。左側の助手席と後部座席にかけての足元で、１００ミリガウスを超えています。座席部分でも、６・２～48ミリガウスと高い値でした。

バッテリーの位置と配線が原因

ボルボ社によると、発生源は車内の電線の配線。電気回路の配線はバッテリーの両極をつなぐため、途中は２本の電線がセットになります。ボルボＶ70は車体後部にバッテリーを配置し、プラスとマイナスの電線が離れて配置されていたため、強い電磁波が発生したのです。

記事の掲載後、ボルボ社は電線の配線を交換す

＊『週刊現代』（02年３月９日号）にも紹介されている。

るサービスを始めました。交換後の同車種の測定結果が図11の右側（対策後）です。足元の最高値は12ミリガウス、座席の上も最高で3・5ミリガウスと、大幅に低い値になりました。問題が起きるとすぐに対応する姿勢は、日本企業にぜひ学んでほしいと思います。

　日本車の多くはバッテリーを前に配置しています。このタイプからは、ボルボV70のような高い値が出ることはまずないでしょう。

図11　ボルボV70から発生する電磁波の比較

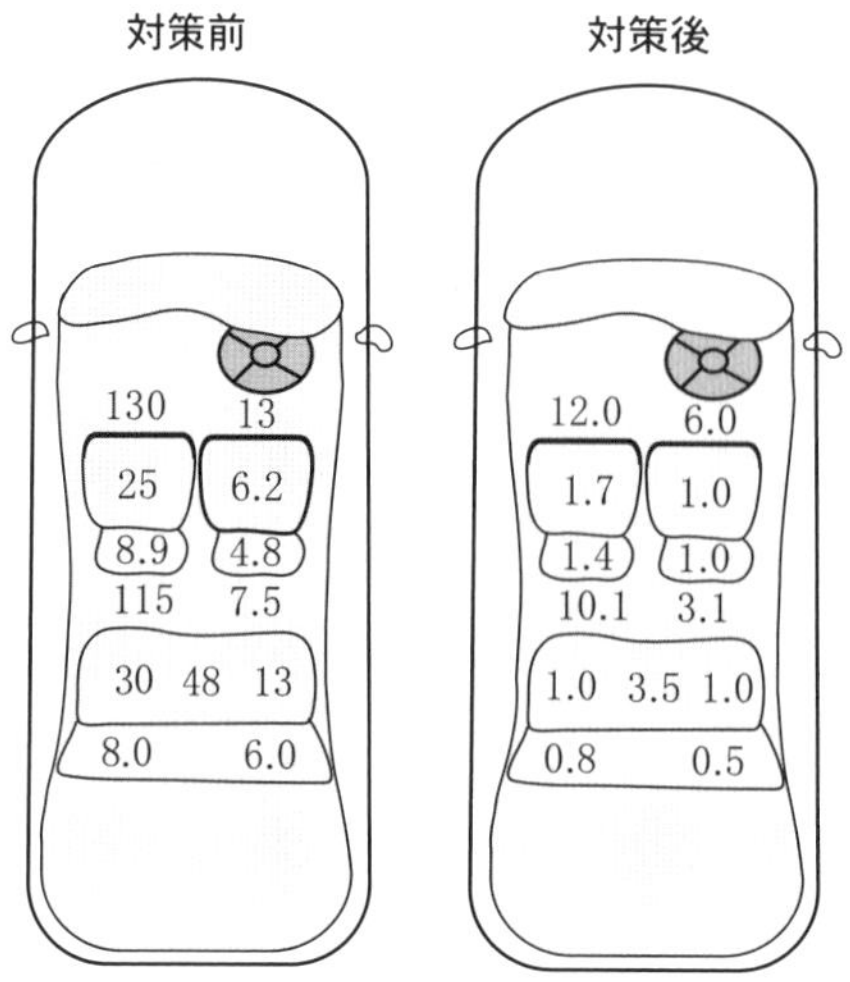

ホンダのハイブリッドカーが高い数値

国産車でバッテリーを後部に配置しているのは、ハイブリッドカーです。しかも、補助動力として電気モーターを使っています。強い電磁波が発生しているのではないかと考えて、測定してみました。

　ホンダのシビックハイブリッドの測定結果が、図12。低速のモーターを使って走行した状態での測定値です。この数値は比較的高く、とくに助手席足下の40ミリガウスは気になります。後部座席の左側も最大25ミリガウスなので、妊娠している女性や子どもは、この車に限っては後部座席の右側に座るのがよいでしょう。

座席部は、せめて10ミリガウス以下に改善して

図12　ハイブリッドカーから発生する電磁波

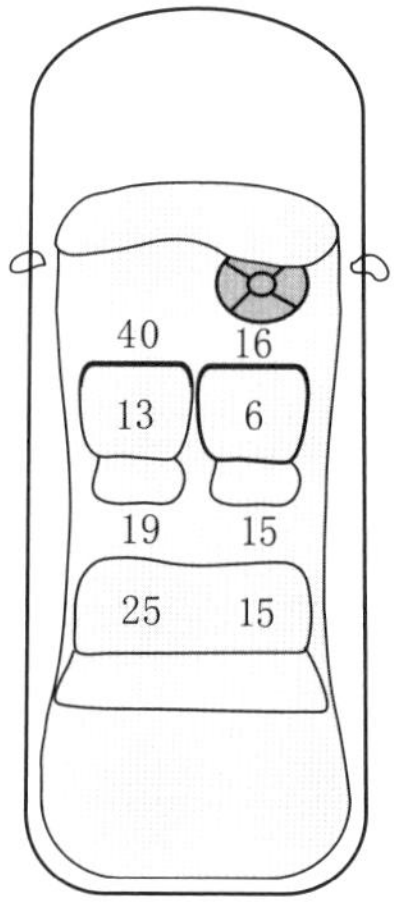

ほしいものです。

なお、同じハイブリッドカーのトヨタのプリウスは、すべての場所で10ミリガウス以下でした。

後部座席が高い

その後、車に乗る機会があるたびに電磁波を測定していて、奇妙な現象に気がつきました。走り出すと急激に強くなり、停車するとほぼゼロになるのです。ボルボV70と違って、停車中はエンジンをかけていてもほとんど発生していません（図13）。高いのは後部座席で、この図の場合は最大30ミリガウスですが、70ミリガウスに達したケースもあります。これは、妊娠初期に流産が2倍以上になると指摘されている16ミリガウスの2～4・5倍程度という値です。

外国の文献では、一般車からのおもな電磁波発生源として、①ヘッドライト、②エンジン、③エアコン、④タイヤがあげられています。

このうち停車時にも発生しているのは、①のヘッドライト点灯時と、②のエンジンをかけたと

図13　タクシー後部座席左側から発生する電磁波の測定結果

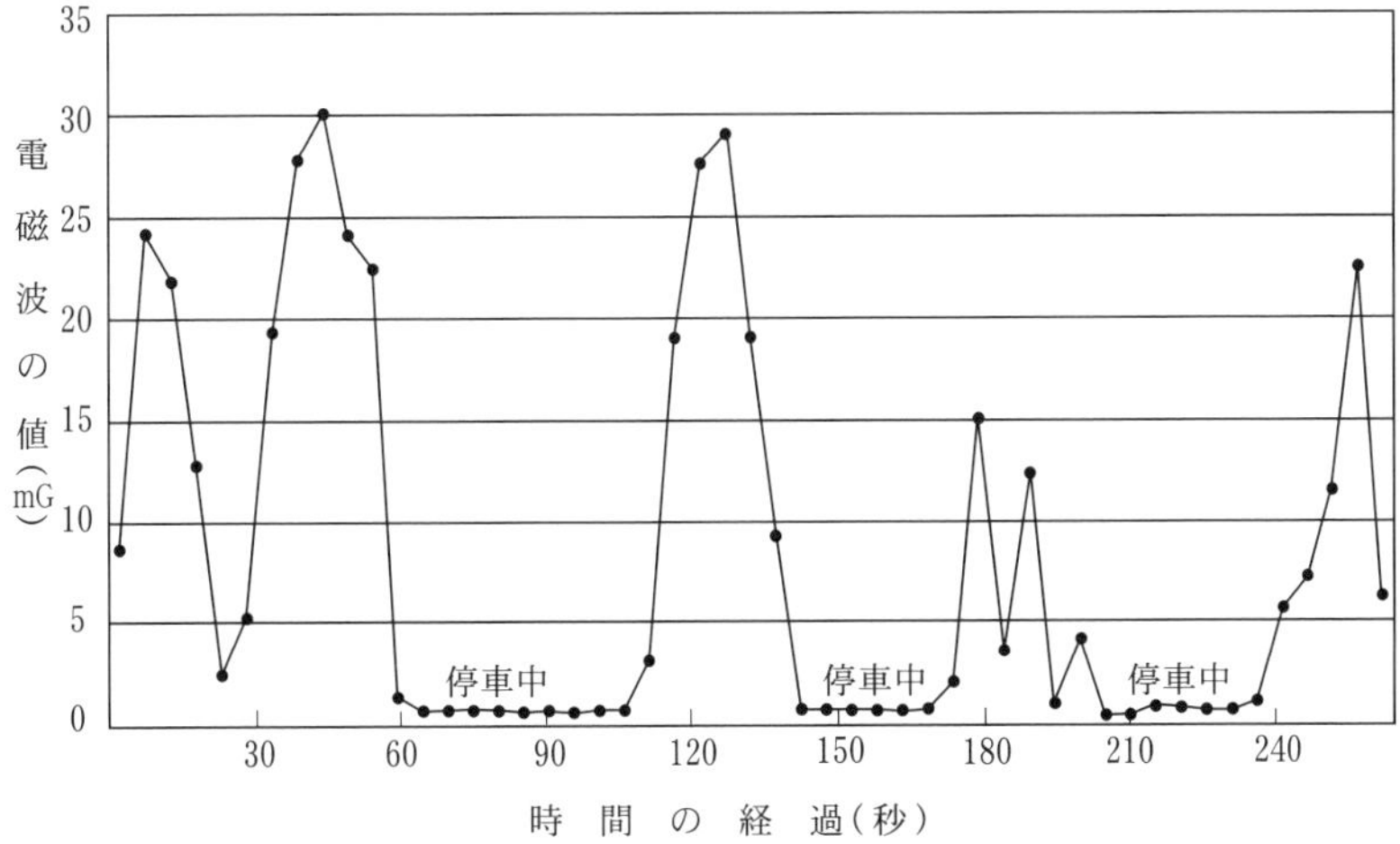

（注）2002年12月8日、東京・新宿付近で測定した。

きですが、どちらも値は小さく、最大の運転席の足元の部分でも、1・5ミリガウス程度です。

③と④は走行時に発生しています。③の値は小さく、前部座席の足元で2ミリガウス程度。もっとも強い発生源と指摘されているのは、タイヤの内側のスチールワイヤーでした。

タイヤは外側がゴムで、内側には補強用にスチールワイヤーが張ってあります。製造段階で、このスチールワイヤーが磁化される（磁石になる）のが原因のようです。停車中には静磁場しか発生しませんが、走行時はタイヤが回転するために、回転数に応じた周波数の変動磁場が発生します。

人体から発生する電磁波に近い周波数で高い

車販売店に頼んで、前輪だけを回転させ、タイヤの横10㎝の距離で測定した結果が図14です。時速20㎞の場合は、周波数7ヘルツがピークで約65ミリガウス。時速40㎞になるとピークが周波数12ヘルツで、約110ミリガウス。どちらも非常に高い数値です。

図14を見るとわかるように、タイヤから発生する電磁波が高いのは、周波数20ヘルツ以下です。これまでは、送電線や家電製品から発生する50〜60ヘルツの周波数の電磁波が注目されていました。しかし、人間の神経細胞や脳波から発生する電磁波の周波数は20ヘルツ以下。自動車の場合はそれに近い分、影響が無視できません。

後ろのタイヤはちょうど後部座席の真下に位置するので、後部座席の両側が強い電磁波にさらされることになります。一般車の前輪のタイヤはボンネットの下で、運転席から離れており、影響はあまりありません。ただし、トラックやバンのように前がペシャンコの車の場合は、運転席の真下にタイヤがあるので要注意です。

妊娠中の女性は、電磁波を避けるには助手席に座ったほうがよいと思います。しかし、交通事故の観点からは後部座席のほうが安全なので、電磁波が発生しないタイヤの開発が急務です。

図14　タイヤから発生する電磁波の測定結果

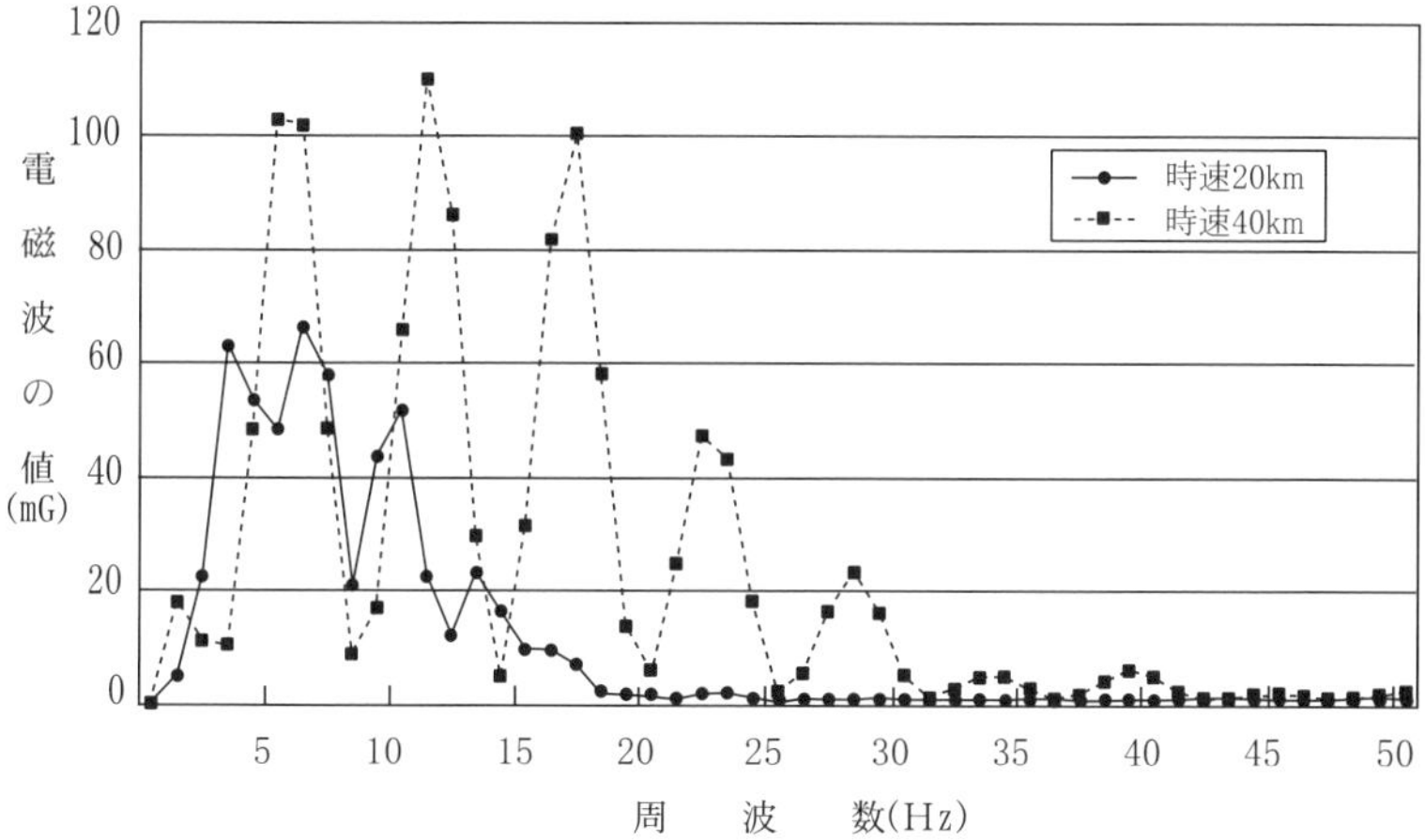

（注）2002年11月26日、神奈川県の車販売店で、前輪だけ回して、タイヤから10cm離れた距離で測定した。

タイヤ会社の積極的対応に期待

そこで、以上のデータをもとに、日本の主要なタイヤメーカー4社（ブリヂストン、横浜ゴム、住友ゴム、ミシュラン）に02年11月に問い合わせました。もっともていねいに答えたのはミシュラン。「早急にメカニズムの解明と、消磁・防磁などの解決策を講じるべく対策をとる」との回答でした。他の3社は、「まず調査し、必要があれば対策をとる」と、少しトーンが落ちています。それでも、電力会社と比べれば前向きな対応です。

有効な対策は、スチールワイヤーの脱磁（磁気を抜くこと）ですが、個人で行うのは困難です。もうひとつの対策は、ステンレスのように磁化しにくい素材の使用。ただし、ミシュランの担当者の話では、現在市販されているタイヤでステンレスを使っているのは、ブルドーザーのような大型車ぐらいで、一般車では例がないそうです。個人的な対策はむずかしいので、タイヤメーカーの努力に期待しましょう。

15 後部座席のほうが低かった日本の飛行機

座席によって10倍以上の差

飛行機はジェットエンジンが推進力。電気ではないので、空を飛ぶことで特別強い電磁波は発生しません。ただし、エンジンから電力を発生させて内部の制御機器や電灯などには使っています。

アメリカの交通省が行った測定結果が図15。客席のさまざまな場所で、足元、座席に座った腰、頭の部分を測定しました（図の数値は腰の部分）。

機種はマクドネル-ダグラス社のＤＣ９—31型です。後部の両側にあるエンジンから４００ヘルツの交流電力を発電し、キャビンの左側の下にケーブルを通して、コックピット（操縦室）へつないでいます。

ケーブルが通っている左側の座席では、７・０

図15　飛行機から発生する電磁波の測定結果

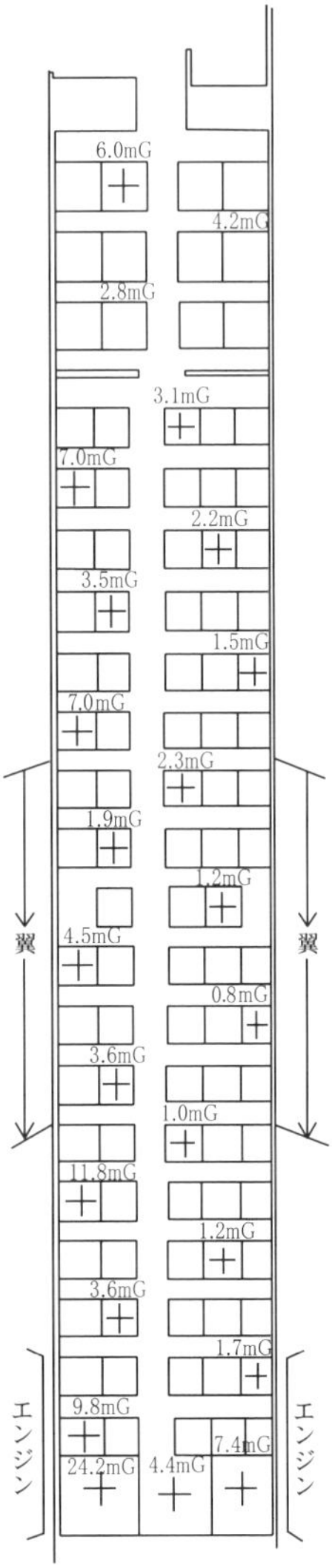

〜24・2ミリガウスと比較的強い電磁波が発生しています。右側は0・8〜7・4ミリガウスと相対的に低い値です。足元の場合は、左側の最大値が147ミリガウスで、右側の11・5ミリガウスの約13倍でした。この飛行機の場合は、左側を避けて席を取れば、電磁波を浴びる量を低くできます。

予約時にエンジンの配置を確認する

しかし、飛行機の形式により、エンジンの位置やケーブルの配置は変わります。また、飛行機では、電車のように勝手に座席を移動するわけにはいきません。どうすれば、よいでしょうか。

日本で就航している飛行機の多くは、図15のタイプとは違って翼の部分にエンジンがついています。この場合、翼からコックピットへつながる前の部分が電磁波が強く、後ろが弱いのではと推測されます。

そこで、03年5月7日にボーイング777―200機に乗った際に、実際に測ってみました。結果は翼より前の座席下で50〜100ミリガウス、後部座席は1・7〜5・0ミリガウス。確定的なことは言えませんが、翼にエンジンがついている場合は後部座席のほうが低いと考えてよさそうです。

気になる人は、航空会社にチケットを予約するとき、エンジンがどのように配置されているかを聞くのがベストです。そして、エンジンが翼の部分についていたら、後ろ側の座席を頼めばよいと思います。

また、簡易電磁波測定器を持って乗り、自分で測れば、電磁波の低い座席と高い座席は明確にわかります。この測定器自体は電磁波を発生しないので、機内に持ち込んでも問題ありません。混んでいない場合は、低い座席へ移動させてもらいましょう。

16 区間や車両で大きく違う電車の電磁波

交流電源区間が高い

電車は当然、動力源として電気を使用しており、電磁波が発生しています。電車の場合、車両の上に架線が通り、下にモーターがあります。発電所から架線に流れる電流をパンタグラフを通して取り込み、動力源として利用。そして、レールを通して発電所へ戻しています。

電車の電源には、直流電源と交流電源がありま す。直流の場合、電磁波が発生するのは車両下のモーターなどからです。交流の場合は、架線とレールの間に強い電磁波が発生します。

常磐《じょうばん》線は、茨城県の取手《とりで》駅と藤代《ふじしろ》駅の間で直流と交流が入れ替わる珍しい路線です。図16の上は交流区間の磁場、下は直流区間の磁場。交流区間は平均31・25ミリガウス、最大72・3ミリガウスもあるのに対して、直流区間に変わると平均3・78ミリガウス、最大7・34ミリガウスと、大幅に減少しました。電磁波を低減させるには、直流電源を使えばよいのです。

日本では、私鉄・地下鉄・路面電車・モノレールなどは直流。JRは両方があります。在来線の場合、JR東海・JR四国は全線直流、JR北海道・JR九州は全線交流です。また、JR東日本とJR西日本はほぼ直流ですが、常磐線の大半と北陸本線の米原《まいばら》(滋賀県)・糸魚川《いといがわ》(新潟県)間が交流。新幹線も交流です。

図16　交流と直流による電車内で発生する磁場の違い

常磐線交流区間(佐貫《さぬき》—藤代間)

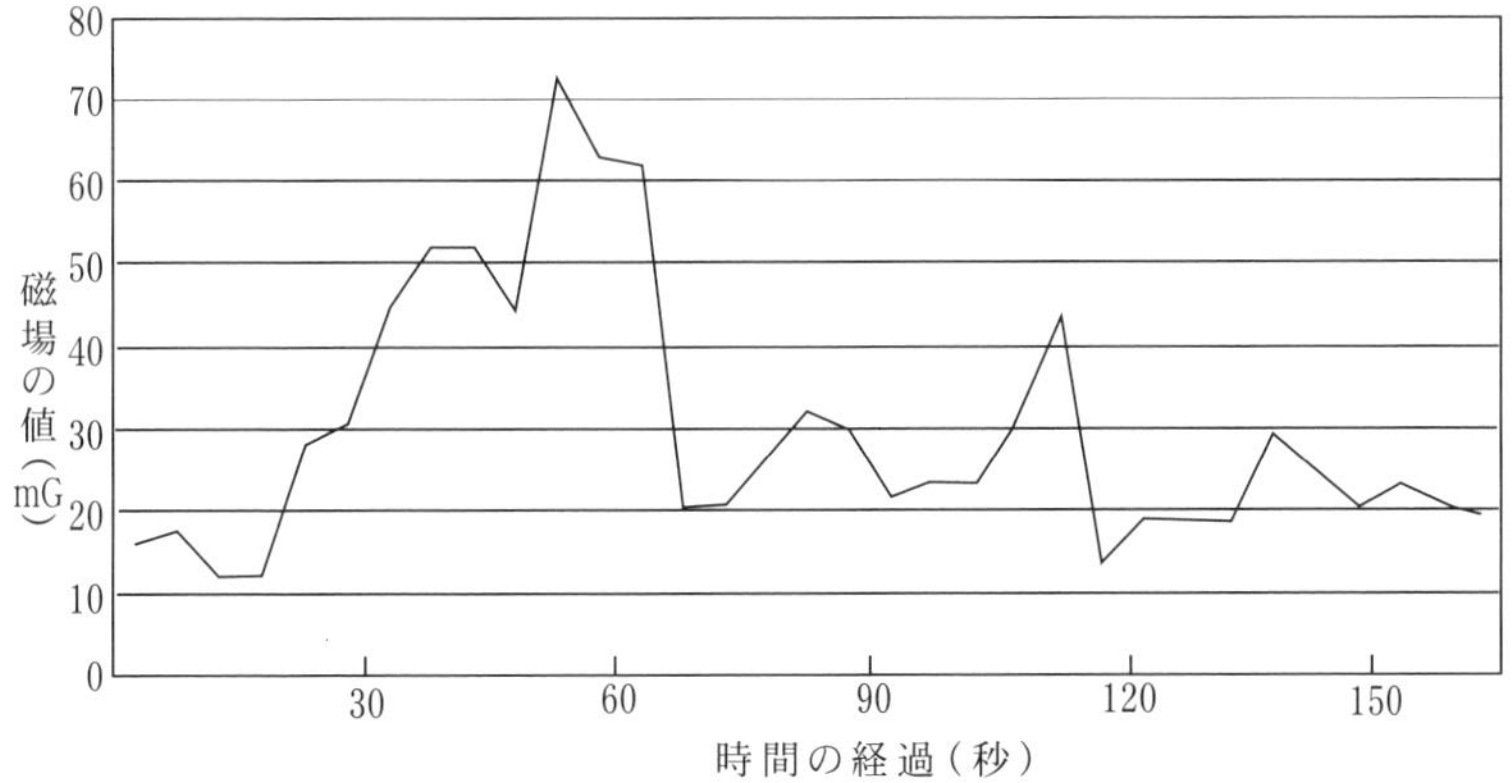

常磐線直流区間(我孫子《あびこ》—柏間)

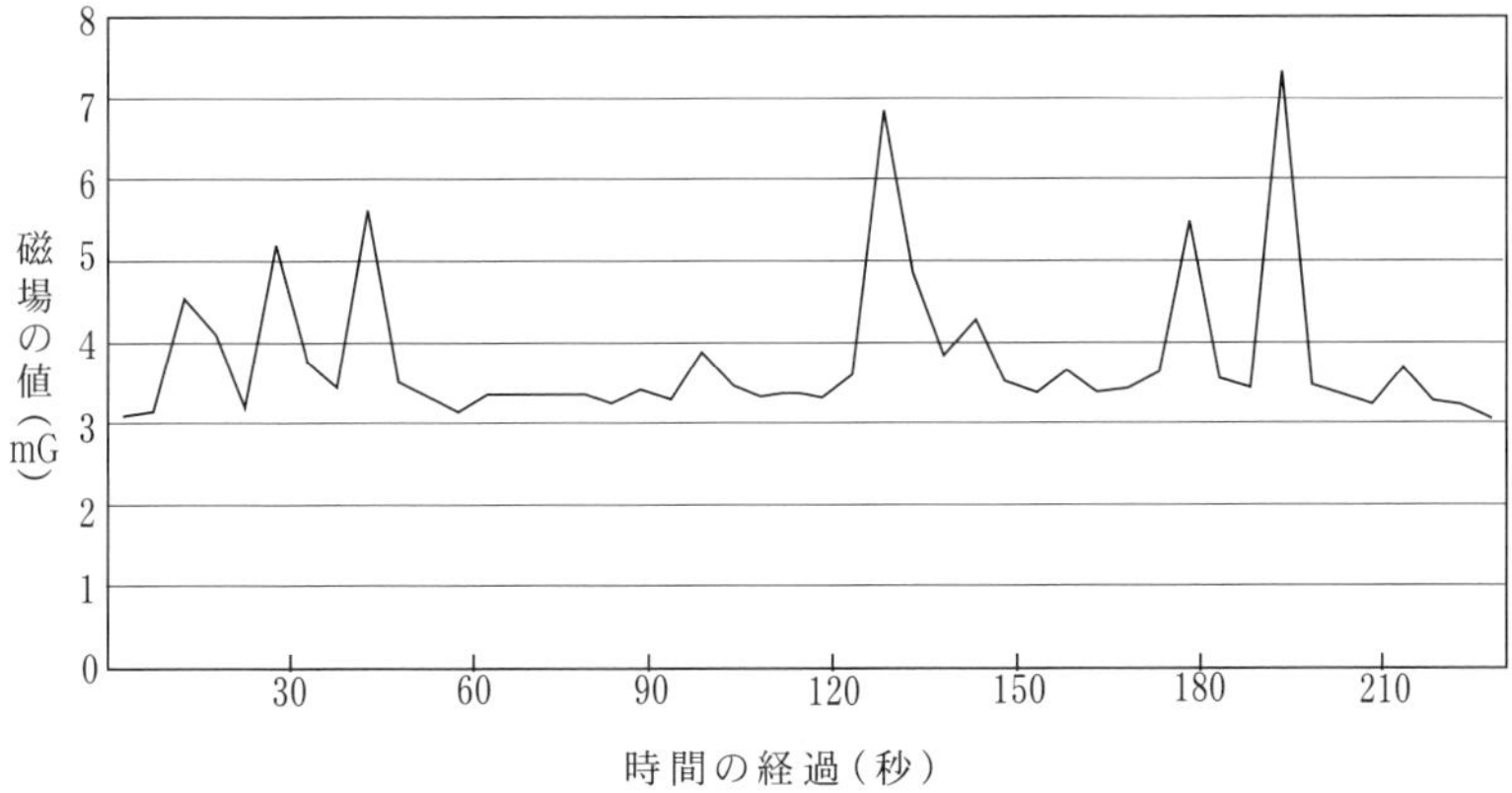

(注) 2002年11月28日、座席に座り、腰の位置で測定した。

「サ」で始まるナンバーの車両に乗ろう

電車の車両は、変圧器、整流器、制御器、モーターを備えた単独で走れる車両（電動車両）と、独自では走れずに電動車両に引っ張ってもらう車両（付随車両）に分けられます。そして、この2つが組み合わされて走っているのです。

　36ページで紹介したラピッド計画の一環として行われたアメリカの調査の報告書では、電動車両のほうが磁場が強いと述べられています。交流電源の車両を調べたところ、付随車両の平均磁場が37・6ミリガウスなのに対して、電動車両は58ミリガウス。とくに、車両下部に変圧器などの制御設備がある中心部では、足元で200ミリガウスを超える強い磁場が発生していました。

　したがって、動力源のついた電動車両を避ければ、電車内で電磁波を浴びる値を低くできます。JRの場合、車両の外側の中央下部と車内の連結部のドアの上部にナンバーがついていて、「クモ」や「モ」で始まるのが電動車両、「サ」で始まるのが付随車両です。

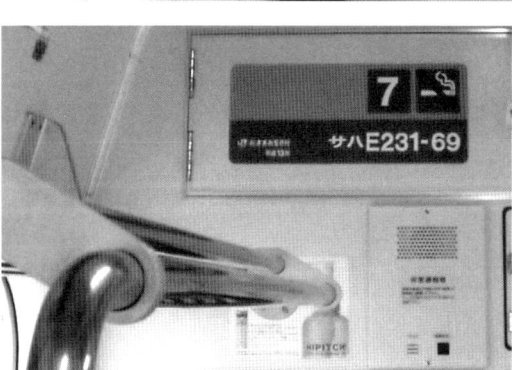

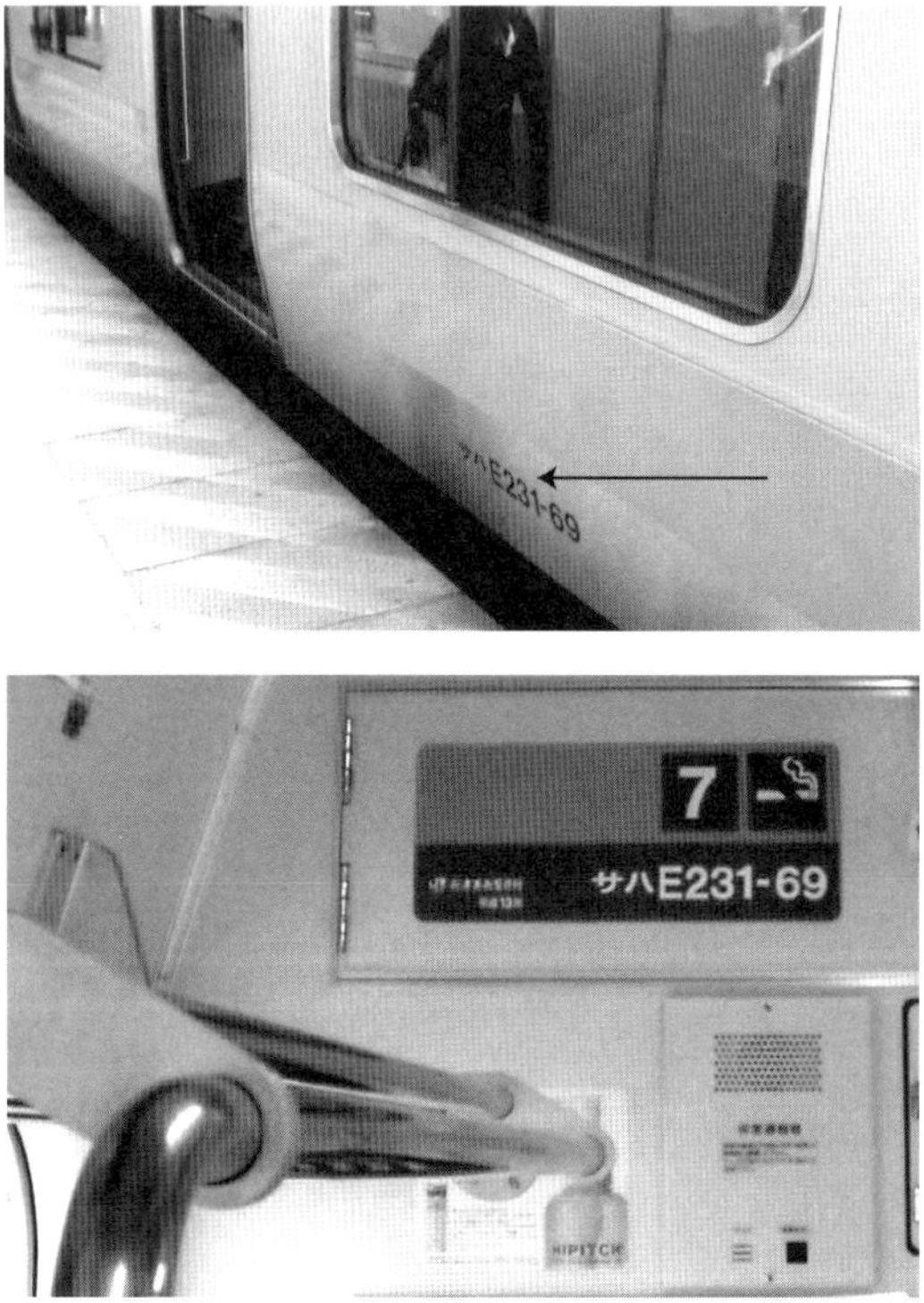

車両の外側と車内のナンバー表示

第4章

携帯電話の安全な使い方

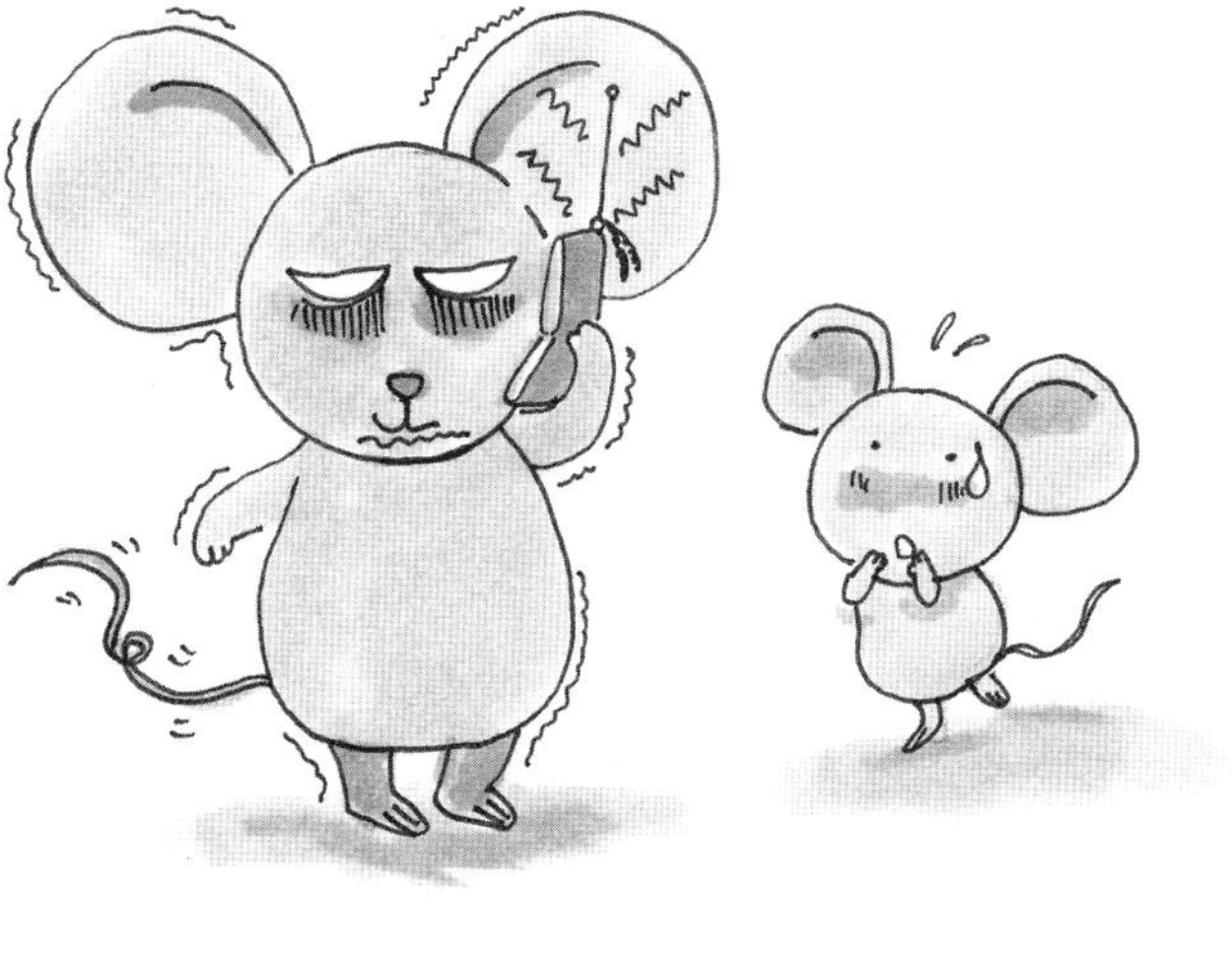

1　携帯電話はなぜ危ないのか？

機器自体が電波を発信

従来の電話は、音声を電気信号に変え、電話線（銅線や光ファイバー）を通して電話局の交換機を経由し、他の電話と通話する仕組みです。

これに対して携帯電話は、中継基地局と電話局の交換機の間は電話線でつながっていますが、電話機と中継基地局の間は電波を飛ばして情報のやり取りをします。中継基地局は全国各地に設置されているので、全国ほとんどの場所で通話できるのです。しかし、便利な反面、アンテナから電波（電磁波）を発信しているためアンテナ周辺の電磁波は強く、それが頭を直撃します。

ラジオやテレビなど電波を利用したこれまでの電気製品は、いずれも電波を受信するシステムです。たとえばラジオのアンテナは、放送局から飛んでくる電波を受信するだけなので、アンテナ周辺の電磁波が特別強くなるわけではありません。

電波を発信する機器としては、アマチュア無線機やトランシーバーがあります。とはいえ、アマチュア無線は資格制で、電波の知識がある人だけが扱うし、トランシーバーも特別な職業につく人以外、日常的には使いません。電波に関する知識のない人が使う電子機器で、電波を発信するものは、携帯電話がはじめてです。

アンテナから発生する電磁波の半分以上は頭部に吸収

アンテナなど電磁波の発生源から1波長以内を

近傍界《きんぼうかい》と言い、とりわけ強い電磁波が発生しています。携帯電話によく利用されている周波数８００メガヘルツの１波長は37・５㎝、１・５ギガヘルツの場合は20㎝。頭部にアンテナを近づけて使うので、頭はすっぽりとこの近傍界に包まれます。しかも、発生する電磁波のうち実際に通信に使われるのは半分以下。50％以上は、頭部に吸収されてしまいます。この事実を知ったら、だれでも気になるのではないでしょうか。

携帯電話の電磁波が有害なのは波の形にも原因がある、と指摘されています。

現在の携帯電話で使われている電波は、デジタル方式。同じ周波数を多数の人びとが同時に使えるように、通話音の情報を圧縮・変調して発信しています。この場合、一定の時間をおいて電波が発信されるので、のこぎりのような波の形になります。その波と波の間隔が低周波の刺激となり、脳波に影響を与える可能性があるのです。

2 脳は電磁波に反応する

電磁波でもポケモン事件が起きる？

97年12月に起きたポケモン事件を覚えている人も多いでしょう。人気アニメ番組の『ポケットモンスター』を見ていた全国の小・中学生など１００人以上が突然けいれんを起こしたり、気分が悪くなったりしました。これは、テレビの画面から出る断続的な光の刺激に子どもたちの脳が過剰に反応し、混乱をきたしてしまったのです。

テレビゲームでも同様の発作が起きる可能性があるので、家庭用ゲーム機メーカーは、説明書の中に警告文を入れています。では、電磁波の刺激でも同じ現象は起こり得るのでしょうか？

光も電磁波の一種ですが（23ページ表1参照）、光の場合は眼を通して脳へ刺激が伝えられることで、明暗を感じます。しかし、光を感じるのは眼だけではないことが、最近わかってきました。アメリカのコーネル大学の研究によれば、膝の裏に光を当てると、眠りや目覚めなどの生活リズムを刻む脳内のいわば体内時計が進んだり遅れたりするというのです。

膝の裏には、薄い皮膚の下に多くの血管が集まっています。この血液中のクリプトクロームというタンパク質が光の情報を脳へ送り、体内時計に変化を与えたようです。眼以外の器官も外部の光の刺激を感知しているのであれば、それらが光以外の電磁波の影響を受ける可能性もあると考えられます。

鳥の脳が電磁波で興奮した

人間の脳内では、140億個もあると言われる神経細胞が互いにメッセージを受けたり送ったりして働いて結ばれています。それぞれの神経細胞には軸索《じくさく》という長い突起が伸びており、他の神経細胞から伝わった刺激が、軸索の中を電気信号として流れて、次の神経細胞へ伝えられていくのです。脳は神経細胞という「生きた電線」を張り巡らしている、と言ってもよいでしょう。

その電気信号の形は、携帯電話の電磁波のように鋭いパルス波です。それで、電磁波を浴びると外部の電気

図17　電磁波によるキンカチョウの脳の反応の変化

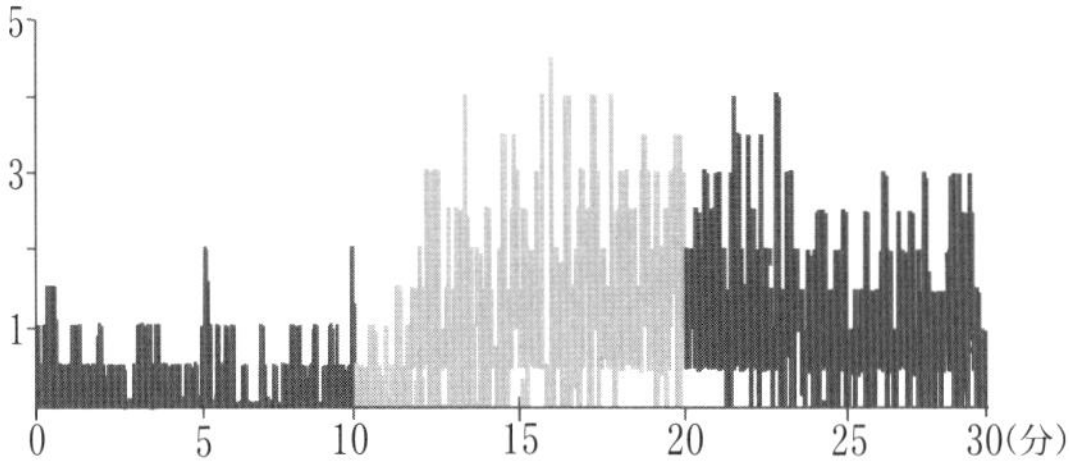

（出典）R. C. Beason, “Responses of Neurons to an Amplitude modulated microwave stimulus”, *Neuroscience Letters,* Vol.333, No.3, Nov., 2002, pp.175–178.

信号によって神経細胞が攪乱されて、影響が表れるのではないかと考えられています。それは、実際に動物実験で確かめられました。

キンカチョウという鳥の脳の神経細胞の30分間の変化を示したのが図17です。縦軸は神経細胞の興奮度(1秒間に発する電気信号の回数)、横軸は時間の経過を示しています。観察中の10分から20分の間に、携帯電話に使われるのと同種類の電磁波(マイクロ波)を浴びせたところ、その前と比べて神経細胞が敏感に反応。電気信号を発する回数が増え、興奮度が平均3・5倍になりました。実験を行ったアメリカのロバート・ビーソン博士(ニューヨーク州立大学)は、次のような仮説を提示しています。

「外部からの電磁波の刺激が、神経細胞の自然な情報伝達メカニズムを模倣したのではないか」

こうした神経の反応が鳥の行動や健康状態に影響を及ぼすかどうかは、不明です。しかし、同様の反応はラットの実験でも確認されています。また、同時に行ったラットの学習テストでは、反応時間が早くなる反面、間違いも多くなりました。

人間の睡眠中の脳波が変化

人間の場合も、電磁波の刺激が睡眠中の脳波に影響を与えたという、スイスのボルベリー博士(チューリッヒ大学)らの実験結果があります。

24人の男性のボランティアに、キンカチョウのときと同様の電磁波を睡眠中の8時間(午後11時から翌朝7時まで)、15分おきに15分ずつ浴びせました。強さは、携帯電話の基準値(1kgあたり2W)の半分の、1kgあたり1Wです。そのレベルでも、睡眠中の脳波に変化が現れました。アルファ波周辺の7~14ヘルツの脳波が最大15~20%強くなったのです。同じような脳波の変化は、睡眠前に30分間続けて浴びせたときも起きました。

これらの実験だけでは、健康への悪影響とまで断定はできません。しかし、携帯電話の電磁波の刺激が、人間を含めた生物の脳などの神経組織に何らかの変化を及ぼすことは、間違いないようです。

3　脳腫瘍やガンが起きやすくなる

10年以上の使用で脳腫瘍の発症率が1・8倍に

携帯電話に使われている電磁波（マイクロ波）と病気の関連でもっとも問題にされてきたのが脳腫瘍などのガン。アメリカでは訴訟事件も起きています。また、ポーランドの軍人（約13万人）の疫学調査では、レーダー装置などで仕事中に電磁波を浴びているグループ（3700人）は、浴びていないグループと比べて、ガンは2倍、脳腫瘍は1・9倍、骨髄性白血病は14倍の発症率でした。

携帯電話の場合は電磁波が脳へ集中するので、脳腫瘍が最大の問題です。スウェーデンのガン研究者、レンナルト・ハーデル博士などが行った最新の疫学調査を紹介しましょう。同国内の20～80歳の脳腫瘍患者1617人と、ほぼ同人数の一般の人びとを比較した調査です。

その結果によると、脳腫瘍患者の場合、1年以上旧型のアナログ式の携帯電話を使用していた割合が一般の人びとの1・26倍でした。これは、1年以上の携帯電話の使用によって脳腫瘍の発症率が1・26倍に増えたことを意味しています。使う年数が長くなるほど発症率は上がり、5年以上で1・35倍、10年以上で1・77倍。また、いつも携帯電話を使う側の頭に限ると、1年以上で2・5倍にもなりました。

この調査では、現在一般的に使われているデジタル方式の携帯電話については、発症に差が出ていません。その点について共同研究者のハンソン・マイルド博士は、こう述べています。

「それは、デジタル式の携帯電話が普及してまだ間もないためです。腫瘍はゆっくり大きくなっていきます。10年を超えるユーザーが出てこなければ、影響について判断できません」

携帯電話と脳腫瘍との関連性を調べる疫学調査は、これまで6つ行われており、そのうち5つの結果は関連性を示していません。しかし、それらの調査は、使用期間が1年以下や長くても2～3年です。長期間の使用者を対象にした今回の調査のほうが、実態をよく表しているのではないでしょうか。ハーデル博士は、予防的な措置として基準値をもっと下げたほうがよいと主張しています。

現在WHOの国際電磁場プロジェクトの一環として、日本も含めた世界10カ国以上が共同で、携帯電話と脳腫瘍の疫学調査を実施しています。当初の予定では03年中に結果が出るはずです。

動物実験、人間の細胞実験でも確認

さらに、動物実験と人間の細胞を使った実験で、携帯電話の電磁波がガンを起こす可能性があることが指摘されています。

動物実験で一番よく知られているのは、WHOのプロジェクトの責任者になっているミカエル・レパチョリ博士が行ったものです。博士は、動物実験用にリンパ腫にかかりやすいような遺伝子操作をしたマウス*101匹に、携帯電話と同じ種類の電磁波(マイクロ波)を長期間(1日2時間、18カ月)浴びせました。すると、電磁波を浴びせなかったマウスと比べて、リンパ腫の発症率が2・4倍になりました。

人間の細胞を使った実験でも、発ガン性が示唆されています。白血球とリンパ球に携帯電話と同じ種類の電磁波を24時間浴びせたところ、リンパ球細胞にガンの引き金となる染色体の損傷が4倍も増えました。なお、浴びせた強さは、人体の組織1kgあたり5Wと、基準値の2・5倍です。

フィンランドでは電磁波過敏症の患者グループが、このデータを根拠に、携帯電話の基準値を影響が認められた5Wの50分の1である1kgあたり0・1Wまで厳しくするように主張しています。

＊動物実験では、遺伝子を組み換えて特定の病気にかかりやすくした動物が使われることがある。これらの動物は、外部と完全に隔離された大学や研究所などの特別な施設で飼育されている。

4 有害物質が脳へ浸透しやすくなる

脳を保護する部分への影響

携帯電話と健康の関連で専門家にもっとも注目されているのが、脳内の血液脳関門に及ぼす影響です。血液脳関門は、生物にとって一番大切な器官である脳を特別に保護する役割を果たしていて、脳の毛細血管にあります。脳の活動に必要な酸素、ブドウ糖、必須アミノ酸などを通過させ、血液中に溶け込んだ有害物質の侵入は妨げています。動物実験で、その機能が携帯電話の電磁波によって攪乱されることが確かめられました。

それは、スウェーデンのバーティル・パーソン博士(ルンド大学)たちが97年に行った、1002匹のラットを用いた実験です。630匹に携帯電話に近い周波数のさまざまな強さの電磁波(マイクロ波)を浴びせ、浴びせていない372匹と、脳組織への影響を比較しました。すると、携帯電話の基準値のなんと1万分の1の強さで、影響が表れたのです。

血液脳関門が有害物質の侵入を妨げる働きは、脳の温度が上昇すると低下します。したがって、強いマイクロ波の場合は熱が生じて影響を与えることが知られていました。ところが、この実験によると、脳の温度に影響を与えないような弱いマイクロ波でも血液脳関門を開き、有害物質を侵入させるのです。

91ページの写真を見てください。上は電磁波を浴びせたラットの脳です。下のラットの脳には浴びせていません。上の写真には、ポツポツとした

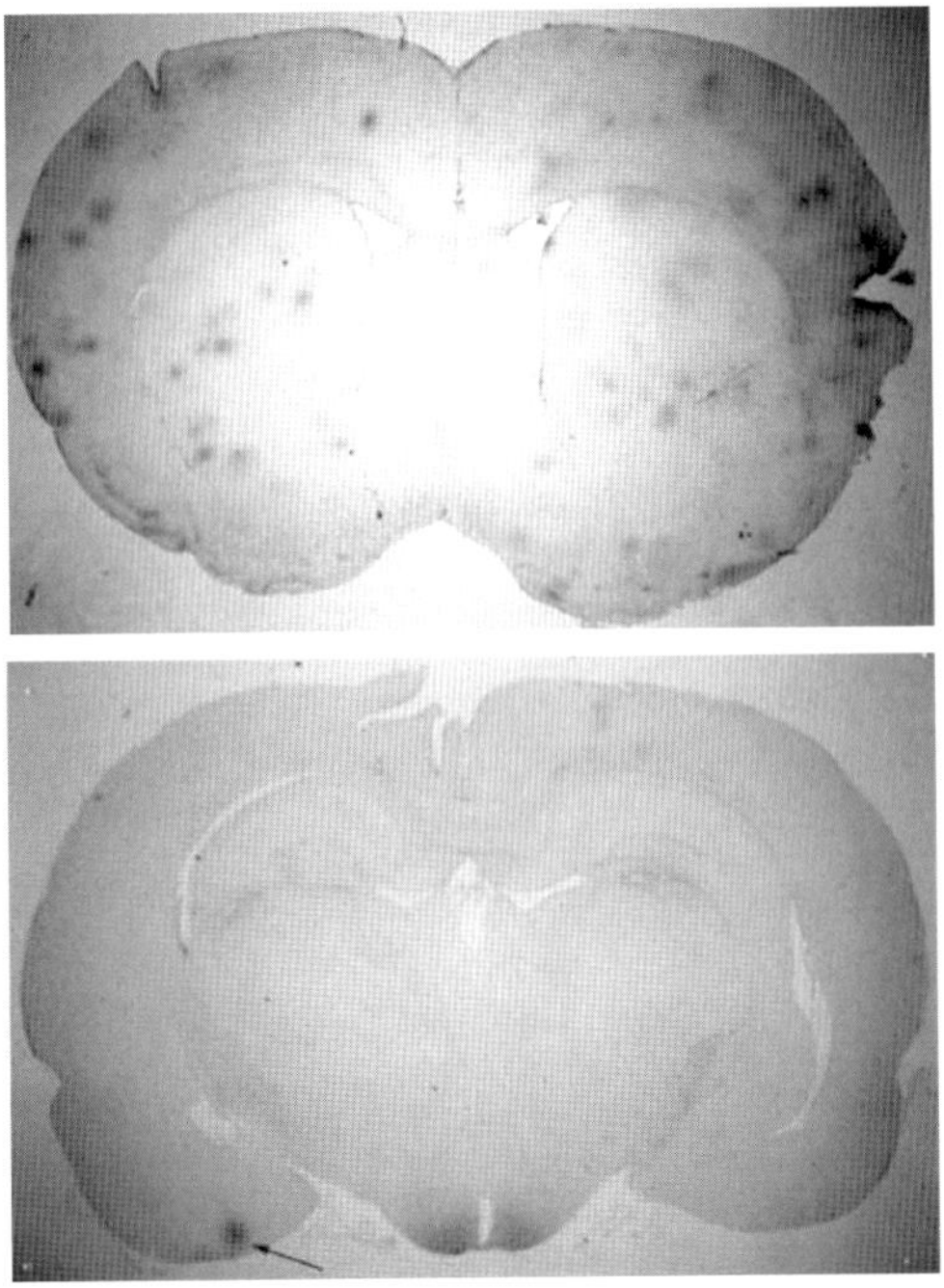

斑点が出ていますね。これは、血液中のアルブミンという、通常は分子量が大きいために脳内に入っていかない物質が脳に染み出していることを意味しています。

脳の神経細胞が減少する

パーソン博士たちはさらに実験を進めて、ラットの血液脳関門の機能低下が脳にどんな影響を及ぼすかを調べました。その結果、浴びせる電磁波が強くなるにつれて破壊される神経細胞の数が増えたのです。

こうした脳の神経細胞のダメージは、即座に人体へ影響するわけではありません。しかし、長期的にはボケの症状が早まる可能性があります。共同研究者のレイフ・サルフォード博士は、論文で次のように指摘しています。

「成長途上の若い人たちが毎日携帯電話を使い続けることで、数十年後の中年にさしかかったときに思わぬ影響が表れてくる可能性は、否定できない」

フィンランドで行われた人間の脳血管の細胞を使った実験でも、血液脳関門の異常を示す結果が出ています。携帯電話に近い周波数の電磁波を1kgあたり2Wという基準値と同じ強さで1時間浴びせたところ、血液脳関門をコントロールする酵素が変質したのです。これは、有害物質が浸透する可能性が大きいことを意味しています。

5 頭痛やボケの原因に

通話時間が長いほど頭痛が増える

携帯電話の使用による健康への影響で、もっとも多い症状が頭痛です。

スウェーデン約1万2000人、ノルウェー約5000人の携帯電話使用者を対象にした疫学調査によると、1日あたりの通話時間が長くなるほど、頭痛を起こしやすくなっています。通話時間が1日あたり2分未満のグループに比べて、2分以上15分未満では頭痛の発症率が1・49～1・94倍、15分以上60分未満では2・50～3・31倍、60分以上では2・83～6・39倍になりました。

頭痛やめまいなどの自覚症状は、韓国、アメリカ、オーストラリアの調査でも報告されています。

タンパク質の漏出が頭痛を起こす

フランスのピエール・オービニュー博士（ボルドー大学全国科学研究センター調査部長）は、ラットを使った実験で、フランスの携帯電話と同じ周波数の電磁波で頭痛が起こるシステムを解明しました。実験では、ラットの頭部に900メガヘルツの電磁波を2時間照射。脳への比吸収率（SAR）が、1kgあたり2W、0・5W、0・15Wになるように調整しました。

脳を包む髄膜の中で、もっとも外側の頭蓋骨に近い部分を脳硬膜と言います。電磁波の吸収率が高く、他の脳の組織の8倍です。頭蓋骨を解剖したところ、2Wと0・5Wで脳血管からタンパク質が髄膜はじめ脳へ漏出。なかでも、脳硬膜への漏出が最大でした。0・5Wは携帯電話の基準値の4分の1です。

脳血管から染み出したこれらのタンパク質が刺激物になり、炎症とむくみを発生させ、それが頭痛を引き起こします。

「こんなに低いSARで脳のバリアが破られるとしたら、頭痛だけではなく、他の深刻な問題につながる可能性がある」(オービニュー博士)

オービニュー博士は、フランス政府の「携帯電話と中継基地局についてのレポート」を書いた専門家グループのメンバー。予防原則にもとづいたリスク管理と、電磁波を浴びる量を減らすように努めることを、使用者・製造者双方へ勧告しています。

ルートが覚えられないラット

「そんな年でもないのに物忘れが多くて」とお悩みの方。携帯電話が影響しているかもしれません。携帯電話から出る電磁波は、記憶や学習作用に影響する可能性があるからです。

水を張った大きな水槽に34匹のラットを入れて実験を行ったのは、アメリカのヘンリー・ライ博士たち(ワシントン大学)のグループ。水槽の中央には台がありますが、水に粉ミルクを混ぜて不透明にしてあるため、ラットに台は見えません。

最初に3日かけて、1日2回ずつ台まで6回泳がせ、ルートを覚えさせます。その間11匹に1時間、電磁波(マイクロ波)を浴びせました。すると、電磁波を浴びていない23匹のラットは台へのルートを簡単に覚えるのに対して、浴びたラットはなかなか覚えられません。台まで到達するのに長い時間を要しました。

次に、6回目に泳いだ1時間後に、台を取り除いて泳がせました。すると、電磁波を浴びていないラットは台があった場所に向かい、その周囲を泳ぎ回っています。ところが、電磁波を浴びたラットは、台のあった場所を忘れたかのように、無秩序に泳ぎ回り、台のあった場所に近づかなかったというのです。

電磁波が脳内のホルモンを攪乱

電磁波を浴びたラットは、記憶力が衰え、方向感覚の低下を起こしていたわけです。ライ博士たちはその原因を、脳組織の神経伝達物質の一つであるアセチルコリンが減少したためではないかと推測しました。アセチルコリンは、記憶に深くかかわる物質であることが知られています。

「人間にも当てはまるかは、まだ不明です。しかし、なじみの場所へ行く道筋を忘れる症状を示すことが多いアルツハイマー病患者には、アセチルコリンの減少がよく見られます」（ライ博士）

神経伝達物質の減少は、電磁波が脳組織を攪乱したことを意味しているのです。

6　頭皮にも異常

神経の反応が大幅に鈍くなる

第二次世界大戦中、レーダーを扱う技術者や兵士たちの間で「レーダーを使うと、はげるから怖いぞ」という噂が流れていたそうです。それから半世紀以上たって、携帯電話や中継基地局から発生する電磁波（マイクロ波）で頭皮の神経に異常が起きることがわかってきました。

携帯電話を長時間使った後に、耳の後ろに熱さや痛みを感じる場合がよくあります。これは感覚異常と言い、神経の異常によって、外部からの刺激がなくなってもしびれや痛みが続くのです。

オーストラリアで31歳の男性が携帯電話の中継アンテナ設置作業中、誤ってアンテナのスイッチがオンに作動。周波数８７０メガヘルツの電磁波を2時間にわたって、左側頭部に浴び続けました。その後、頭の左側に鋭い痛みを感じ、翌日には左目がかすんだそうです。ブルース・ホッキング博士（コールフィールド総合医療センター）が患者の顔にある三叉神経などを検査したところ、正常な右側に比べて電磁波を浴びた左側の神経の反応は、約7分の1に鈍くなっていました。異常は1カ月後も続き、正常な状態に戻るまでに6カ月を要したと言います。

携帯で症状が慢性化

この男性が浴びた電磁波の強度は、最大で１㎡あたり６００mW。この周波数のガイドライン１㎡あたり４３５０mWよりはるかに低い値です。彼が浴びたのは2時間だけだったので、6カ月後には正常に戻りました。しかし、携帯電話の使用頻度が高い人の場合、症状が慢性化することもあります。

同じオーストラリアで、右耳に受話機を当てて携帯電話をひんぱんに使っていた72歳の男性は、通常使用する右側頭部に生じたしびれ感や痛みが慢性化。検査の結果、右側の神経の反応は、左側の約6分の1という鈍さでした。

頭部に浴びた電磁波の多くは、表面部分で吸収されます。したがって、頭皮に近い神経に影響が表れる可能性が高いのです。そうであれば、神経だけではなく、頭髪に影響する可能性も否定できず、戦争中の噂は本当だったと考えてよいかもしれません。

7 鶏の卵の死亡率が6倍に

第3章で超低周波による流産の増加についてのデータを紹介しました。携帯電話の場合は、その心配はないのでしょうか？

携帯電話の周辺の卵はほとんど死亡

フランスのユービシエール・シモ博士（モンペリエ大学）たちのグループは鶏の卵を使って、携帯電話から発生する電磁波が孵化率に影響するかどうかを調べました。

60個ずつの卵を孵化器に入れ、一方はその中央部分の1㎝上の位置に携帯電話を配置（図18上）。ずっと通話状態にしました。もう一方には携帯電話を置いていません。そして、2日おきに卵をチェックして、死亡した卵を確認しました。同じ実験を3回行っています。

その結果、携帯電話を置いていないグループの卵の平均死亡率が11・9％なのに対して、通話状

図18　携帯電話の電磁波と鶏の卵の死亡率の関係

1	2	3	4	5	6	7	8	9	10
11	12	13	14	15	16	17	18	19	20
21	22	23	携帯電話				28	29	30
31	32	33					38	39	40
41	42	43	44	45	46	47	48	49	50
51	52	53	54	55	56	57	58	59	60

1	2	3	**4**	5	6	7	8	9	10
11	**12**	**13**	**14**	**15**	16	17	18	19	**20**
21	**22**	23	**24**	**25**	**26**	**27**	28	29	30
31	32	**33**	**34**	**35**	**36**	**37**	**38**	39	40
41	**42**	**43**	**44**	**45**	**46**	**47**	48	**49**	50
51	52	**53**	54	55	56	57	58	59	**60**

（注）Youbicier-Simo B. J., et al., “Mortality of Chicken Embryos Exposed to EMFs from Mobile Phones, BEMS 20 th annual meeting”, St. Petersburg, Florida, USA, 1998 をもとに作成。

態にしたグループは72・3%と、6倍にも増加したのです。しかも、死亡した卵の位置にはっきりした特徴があります。図18の下で、白抜きになっている数字が死亡した卵です。携帯電話が置かれた場所の周辺に多いことがわかるでしょう。シモ博士によれば、とくに初期の死亡率が高い傾向があるそうです。

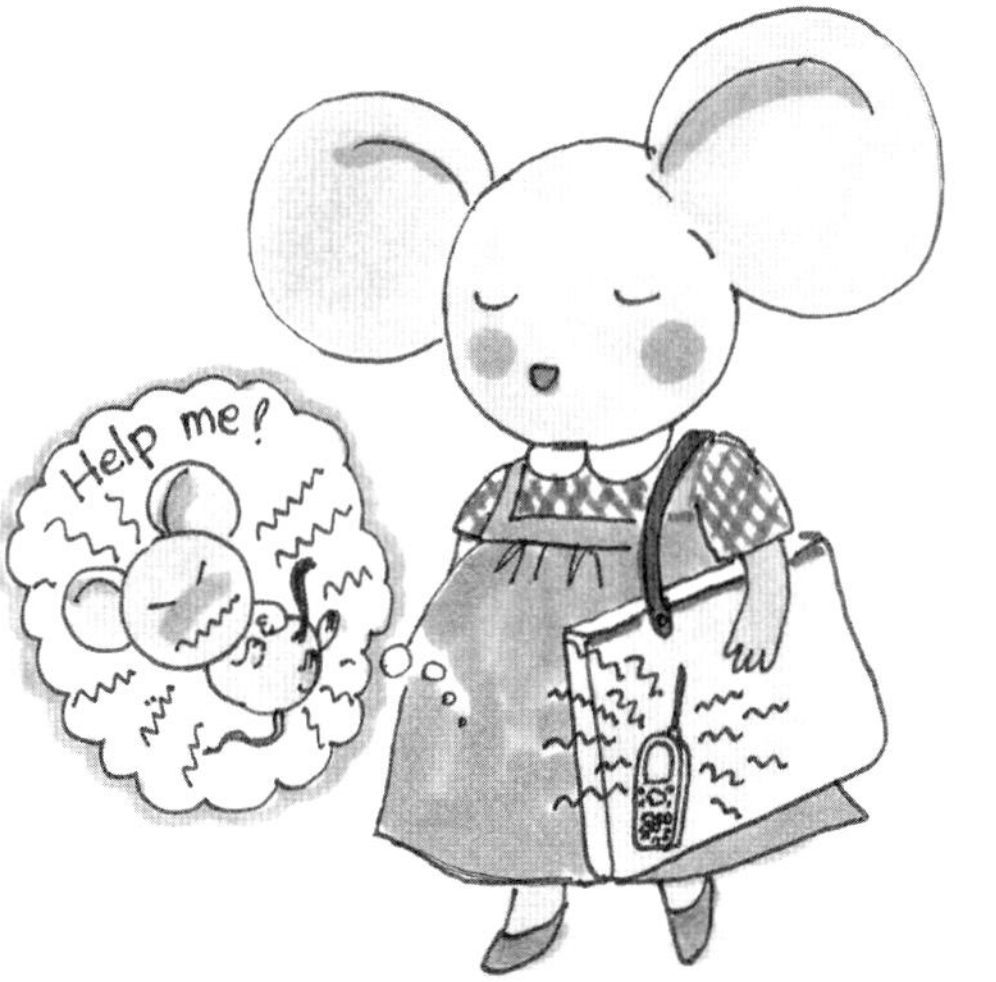

妊娠中には使わないように勧告

人間や生物の身体に対する微量電磁波の影響に関する研究で長い歴史をもつロシアでは、政府の電磁波防護委員会が、16歳以下の子どもや神経症の症状がある人とともに、妊娠中の女性にも携帯電話の使用中止を勧めています。

バッグに携帯電話を入れて持ち歩く場合、お腹に近いと、受信時に強い電磁波を浴びてしまいます。持ち歩く場合は、できるだけ身体から離したところに入れるようにしましょう。

8　子どもにはとくに危険

頭が小さいほどSAR値が高くなる

NTTドコモが01年に行った調査では、小・中学生の4人に1人が携帯電話を所有していました。子どもはとくに電磁波の影響を受けやすいと指摘されています。子どもの頭はおとなに比べて小さいため、アンテナ周辺の電磁波が強い部分に多くが入り、電磁波の吸収量が多くなるからです。

アメリカのオム・ガンジー博士は、5歳児に相当する頭部のモデルでは、頭部の組織1gあたりの比吸収率（SAR）のピーク値が50%も高くなる

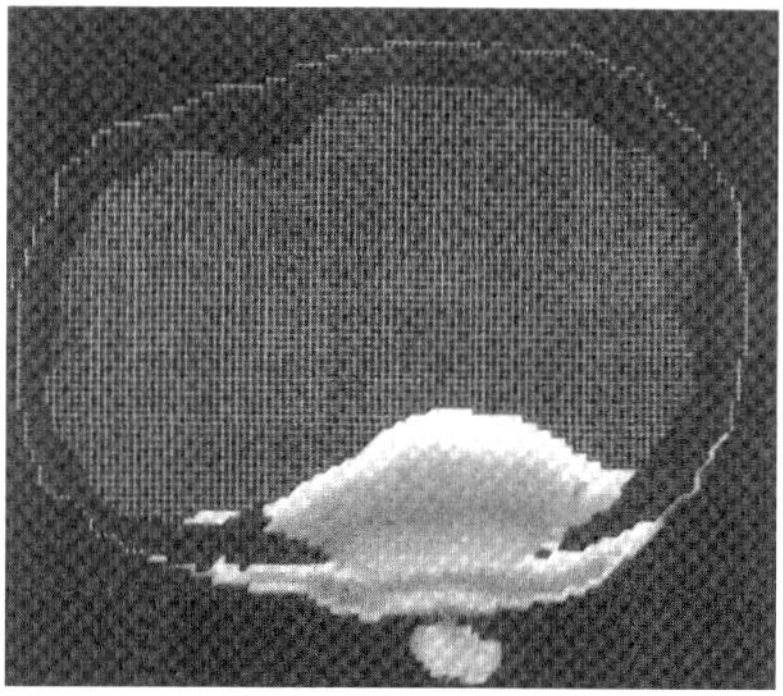

おとなの脳のモデル

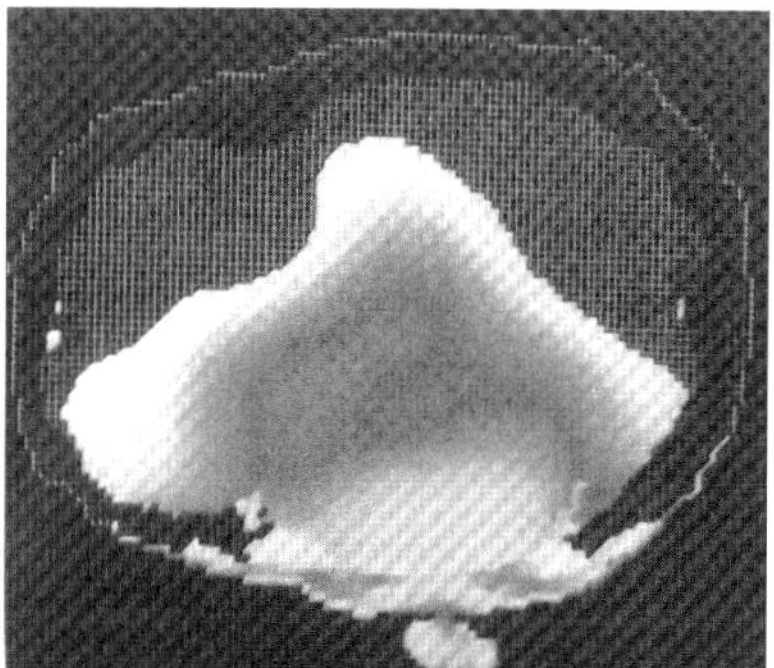

5歳児の脳のモデル

（注）Om P. Gandhi et al., “Electromagnetic Absorption in the Human Head and Neck for Mobile Telephones at 835 and 1900 MHz”, *IEEE Trasaction on Microwave Theory and Techniques,* Vol.44, No.10, Oct.,1996.

と報告しています。右下の写真のように、おとな（右上）に比べて脳へ電磁波が深く浸透するというのです。

また、藤原修博士（名古屋工業大学）も、日本の携帯電話の周波数に近い９００メガヘルツと１・５ギガヘルツで、頭の大きさによるＳＡＲ値の比較実験を行いました。その結果、９００メガヘルツでは、ガンジー博士と同様に、頭が小さいほどＳＡＲ値が高くなる傾向が見られています（１・５ギガヘルツでは、その傾向は見られなかった）。さらに、脳の中央部にある視床下部の比較では、９００メガヘルツで14倍、１・５ギガヘルツでは21倍になりました。＊

子どもの脳は電磁波を吸収しやすい

おとなと子どもの脳は、サイズだけではなく質的にも違い、子どものほうが電磁波を吸収しやすいという実験報告もあります。イギリスのカメリア・ガブリエル博士たちは、ラットの脳や頭蓋骨、皮膚の組織は、成長とともに電磁波を吸収しにくくなることを確認しました。

骨髄の組織には、血液を造る作用のある赤色組織と、その作用を失った黄色組織があります。赤色組織の特徴は、水分が多く、電磁波を吸収しやすいこと。新生児はほとんどが赤色組織で、20歳までには両者が半分ずつになるそうです。こうした点からガブリエル博士は、「子どもは単に小さなおとなではない」と述べています。

また、オーストリアのミカエル・クンディ教授（ウィーン大学）も、こう警告しています。

「頭蓋骨の中の骨髄はアンテナから数㎜の位置にあり、もっとも電磁波の影響を受けやすいと想定されます。ところが、だれも電磁波の吸収量を測っていません。子どもの頭蓋骨は薄いうえに、仮に骨髄が電磁波を吸収しやすければ、大きな問題です。人生の初期に悪性の変異が起きやすく、悪性腫瘍にもなりやすいのですから」

ガブリエル博士たちは現在、ブタと人間の組織を使って、成長とともに電磁波の吸収度がどう変化するかを実験中です。

＊藤原博士は「視床下部での電磁波による温度上昇はわずかで、問題にならない」と述べている。だが、非熱作用があるとすれば、注意が必要である。

イギリスでは子どもの使用自粛を勧告

携帯電話の健康への影響について社会的関心が高いイギリスでは、政府が専門家に調査を依頼。著名な生化学者であるウィリアム・スチュアート卿を座長とするグループが00年5月に報告書を提出し、携帯電話が明白に有害だという証拠はないとしながらも、次のように勧告しました。

「子どもは、①神経組織が発達中である、②頭部組織の電磁波の比吸収率が高い、③電磁波を浴びた影響がおとなより長期間に及ぶ、という3つの理由で、携帯電話による健康への影響の影響を受けやすい可能性がある。したがって、予防的措置として、子どもの携帯電話の使用は自粛したほうがよい。また、通信会社は、子どもをターゲットにした携帯電話の宣伝は差し控えるべきである」

そしてスチュアート卿は、携帯電話メーカーが学校で必要な商品として宣伝していることにふれて、「非常に無責任な行動だ」と批判し、「自分の孫たちには使わせない」とグラスゴー大学で開かれた学会で発言したそうです。

この勧告を受けてイギリス保健省は、16歳未満の子どもの使用自粛を勧める内容を含んだパンフレットを作成、携帯電話販売店に設置しました。

ドイツでも警告

ドイツでは小児科医協会が00年12月、子どもの携帯電話の使用を制限するようにという勧告を公表。同年7月には、ドイツ政府放射線防護委員会のウォルファン・コエニグ委員長も、「両親は子どもを携帯電話から遠ざけるべきだ。企業は子どもを宣伝対象にすべきでない」と発言しています。

ヨーロッパ各国で政府や専門家が子どもの使用に対して警告し、宣伝の自粛を勧告している事実は、日本ではほとんど知られていません。日本もこうした措置に学ぶべきではないでしょうか。

9 SAR値の低い機種を選ぶ

携帯電話から発生する電磁波の影響を減らすには、いうまでもなく使わないにこしたことはありません。とはいえ、すでに生活の一部になっている人たちが多いのが現状です。そこで、使用にあたって、できるだけ電磁波の影響を減らす工夫が必要になります。以下、107ページまで、とりあえずの自衛策を紹介していきます。

もっと大事なのは通話時間の短縮。ロシアでは、1回の通話を3分以内とし、次の通話まで15分以上は間隔をあけることを勧告しました。

機種によって大きく異なる

まずは、電磁波の影響が少ない機種を選ぶことです。そこで目安となるのがSAR値。イギリスでは、保健省がSAR値の低い機種を選ぶように勧めています。

日本では01年5月に、総務省が当時市販されていた76種のSAR値を測定し、結果をホームページで公表しました(http://www.soumu.go.jp/joho_tsusin/pressrelease/japanese/sogo_tsusin/010515_1.html)。しかし、総務省の情報公開はこの1回だけ。それ以降の新機種については不明でした。総務省は「(表示は)民間で決定すること」、通信会社は「将来的な課題」、携帯電話メーカーは「われわれは委託生産なので勝手に公表できない」と言い、結局どこからも情報は入手できなかったのです。

02年6月から、頭部への局所SAR値の基準が携帯電話に施行されたのを受けて、ようやく通信会社は公表を開始。NTTドコモ、Jフォン、au、ツーカーなど各社のホームページで閲覧できるようになりました。*

各社のデータをまとめて、ベスト5とワースト5を表11と表12に整理しました。最小の機種の値(0・230W/kg)は、最大(1・620W/kg)のわずか7分の1です。

表10　SAR値の低い機種ベスト5

(単位:W/kg)

通信会社	メーカー	機種名	SAR値
J-フォン	NEC	V-N 701	0.230
ツーカー	京セラ	TK 22	0.244
au	ソニー	C 404 S	0.274
NTTドコモ	パナソニック	ドッチーモP 821 i	0.287
au	ソニー	C 406 S	0.335

表11　SAR値の高い機種ベスト5

通信会社	メーカー	機種名	SAR値
au	東芝	C 5001 T	1.620
J-フォン	三菱	J-D 31	1.580
au	東芝	C 415 T	1.520
au	東芝	A 3013 T	1.480
NTTドコモ	パナソニック	シティフォンP 158	1.440

各社とも情報公開に消極的

しかし、各社のホームページは、お世辞にも見やすいとはいえないものです。どの機種のSAR値が低いのかを比べて見たいのに、一つの画面で一覧できず、機種ごとにクリックしていかなければなりません(表12)。しぶしぶ公開はしたものの、できればだれにも見られたくないのでは、と勘ぐられても仕方ないほど、消極的な公開の仕方なのです。たとえばNTTドコモの場合は、機種名を入力しないと表示されない形式なので、比較できるまでに非常に手間がかかります。

また、公表が始まった直後の段階で販売店に確認したところ、まったく情報が伝わっていませんでした。

そこで、公開から1年近くたった03年5月に再び販売店に確認してみました。すると、いまだに店頭では表示しておらず、詳しくは各通信会社の直営ショップに問い合わせてほしいとの返事。東京都内の各ショップに電話した結果は次のとおりです。

①NTTドコモショップ

SAR値に関する情報は、おりてきていない。

＊NTT-ドコモ＝http : //www.nttdocomo.co.jp/p_s/products/
J-フォン＝http : //www.j-phone.com/japanese/information/sar/index.html
au＝http : //www.au.kddi.com/notice/denjiha/index.html
ツーカー＝http : //www.tu-ka.co.jp

②au

SAR値が公表されていることさえ知らず、「どの機種も安全です」と答えた。

③ツーカー

初めて聞いたのでわからない。機種別の電磁波の多い少ないより、電磁波カットのシールなどを貼ったほうが効果的ではないか。そこで「電磁波カットシールは本当に効果があるのか」と尋ねると、「さあ」という返事。

④J-フォン

「調べないと、わからない」と答え、後でもっとも低い機種を連絡してくれた。

現在も、J-フォンを除けば、各通信会社の直営ショップに問い合わせても情報をもらえません。

SAR値は電磁波から身を守るためにとても重要です。日本子孫基金では、全機種の比較データをホームページで公開しています（http://www.mmjp.or.jp/JOF/）。

表12　J-フォンのホームページにおけるSAR値の表示

携帯電話機の比吸収率※（SAR）について　平成15年5月1日

いつもJ-フォンをご利用いただきありがとうございます。

この度、2002年6月1日から携帯電話機に対して比吸収率※（SAR）の許容値が規定されました。これに伴い当社では、2001年4月以降発売した携帯電話機のSAR値をお知らせします。

J-フォンは今後も、お客さまが携帯電話機を安心してご利用いただけるよう努めてまいります。

※比吸収率（SAR）Specific Absorption Rateの略で、携帯電話機など人体頭部のそばで使用する無線機器から送出される電波の影響を評価するために用いられます。

〈2001年4月以降に発売したJ—フォンのSAR値について〉

NEC製	J-N 03 II　J-N 04　J-N 05　V-N 701　J-N 51
ケンウッド製	J-K 05　J-K 51　J-K 31
松下製	J-P 51
ノキア製	J-NM 01　J-NM 02　NOKIA 6650
東芝製	J-T 06　J-T 51　J-T 07　J-T 08　J-T 09
三洋製	J-SA 03　J-SA 04　J-SA 05　J-SA 51　V-SA 701
デンソー製	J-DN 03　J-DN 31
シャープ製	J-SH 06　J-SH 07　J-SH 08　J-SH 51　J-SH 09　J-SH 52　J-SH 010　J-SH 53
三菱製	J-D 05　J-D 31　J-D 06　J-D 07
モトローラ製	MOTOROLA V.66

お問い合わせはお客さまセンターへ（無料）

10　危険性を減らす3つの方法

ＳＡＲ値の低い機種を選んだら、次に気をつけるのは使い方。イアホンマイクやアンテナによって、電磁波を浴びる量が大幅に異なるからです。

イアホンマイクを使う

携帯電話の電波を発信するのはアンテナです。だから、アンテナを頭から離すほど、浴びる電磁波の量は減ります。そのためには、イアホンマイクを使いましょう。

　イアホンマイクは電気製品の量販店で簡単に購入できます。値段は１０００～５０００円ですが、電磁波防護という観点では性能に差はありません。

　表13は、イギリス政府の委託で行われた、イアホンマイクの有効性の調査結果です。３つの機種の頭部へのＳＡＲ値は、いずれも１kgあたり０・０１Ｗ以下。使用しない場合の、少なくとも50分

表 13　イアホンマイクの有効性
（SAR 値の比較、単位：W/kg）

	イアホンマイク	
	不使用	使用
機種 1	0.98	0.01 以下
機種 2	0.53	0.01 以下
機種 3	1.36	0.01 以下

（出典）*SAR Test Report*, Apr., 2000.

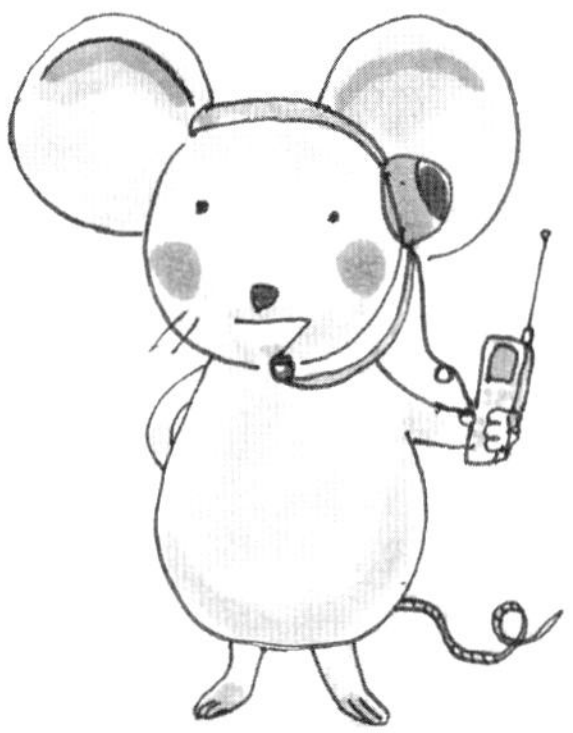

の1～130分の1以下でした。

さすがに専門家の多くはこの事実をよく知っていて、実践しています。01年にニューヨークで開かれた携帯電話の世界的メーカー・ノキア社の技術者会議では、休憩時間に廊下で携帯電話を使う際に半数以上がイアホンマイクを使っていたそうです。

つながり始めは耳から離す

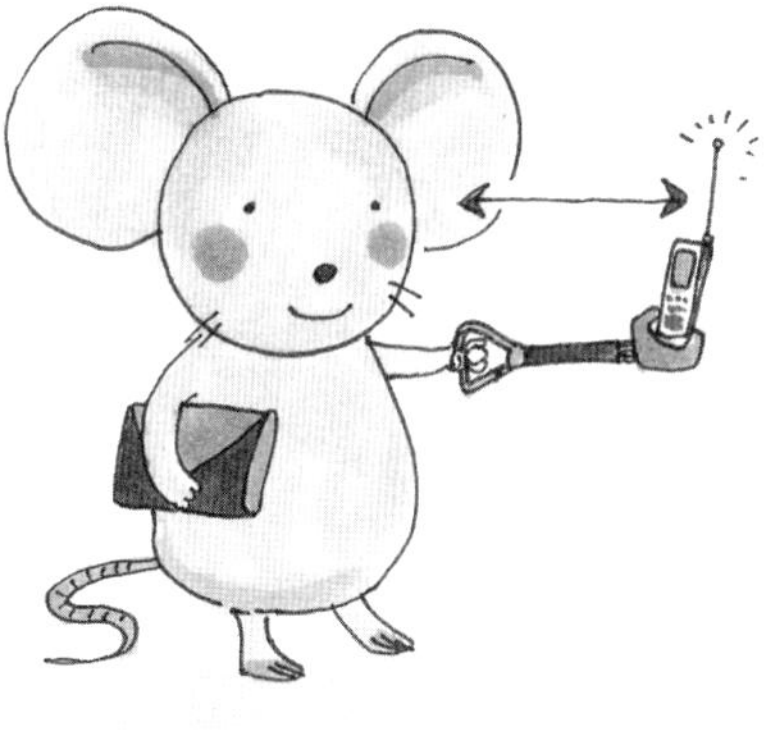

電話番号をプッシュして通話ボタンを押すと、携帯電話と中継基地局がつながります。この瞬間は電波状況がわからないため、必要以上の高い出力で発信します。その後、電波状況に応じて出力が下がっていくのです。したがって、相手を呼び出している最中は耳から離しておき、つながったら近づけて話すようにしましょう。
図19に、携帯電話がかかってきたとき発生する電磁波の強さの変化を示しました。縦軸は電磁波の強さです。デジタル方式の携帯電話は85ページで述べたように、同じ周波数を

図19　携帯電話から発生する電磁波の強さの変化

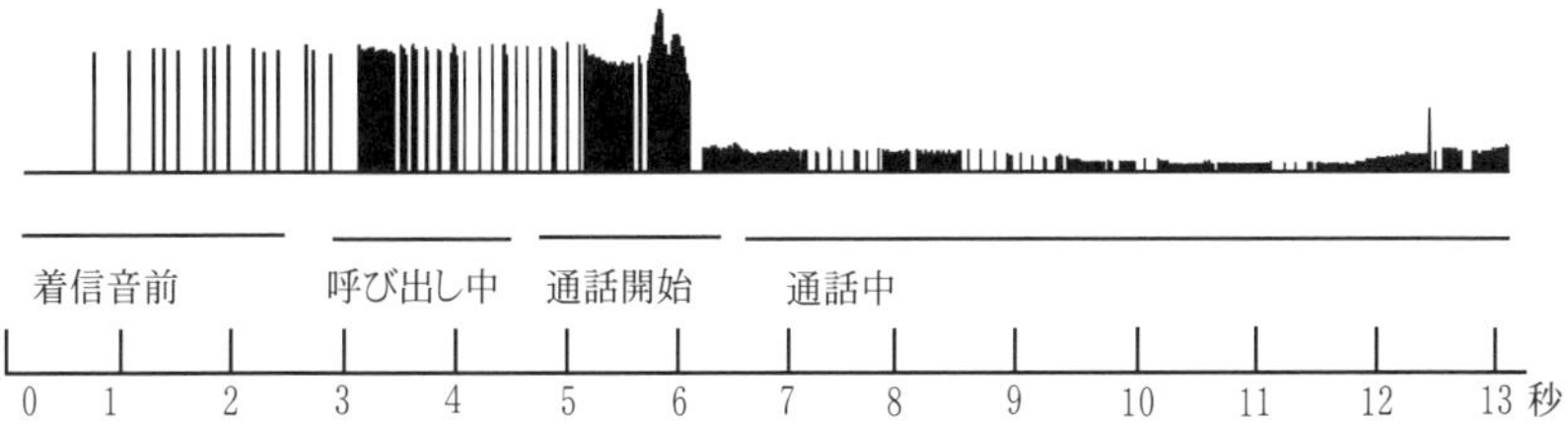

（出典）http : //www.techmind.org/gsm/index.html

複数の人びとが共有するために、情報を圧縮して、細かく電磁波を発信したり止めたりしています。縦軸が高く、濃度が濃い部分が、強い電磁波が頻繁に発信されている時間です。

この図を見るとわかるように、着信音が鳴る前から電磁波は発生しています。携帯電話を胸のポケットに入れるなど身体に密着させるのは、やめたほうがよいでしょう。呼び出し中や通話開始時がもっとも強い電磁波が出ているので、とくに気をつけてください。

アンテナは伸ばして、バーアンテナ表示が３本のところで使う

携帯電話は、中継基地局との電波のつながりやすさに応じて自動的に出力が調整されます。電波状況の悪いところほど、電話機からの出力が自動的に大きくなり、発生する電磁波も大きくなるのです。

携帯電話から発信される出力の半分以上は通常、電話機の近くの頭部や手に吸収されます。電波効率（電話機からの出力のうち、実際に通信に使われる割合）は、あまりよくないわけです。アンテナを伸ばせば電波効率がよくなる仕組みになっているので低出力になり、発生する電磁波は小さくなります。アンテナは伸ばして使いましょう。

電話機に表示されるバーアンテナは、０本から３本まであります。これが少ないほど電話がつながりにくいことを意味するので、表示が３本のところで使うように心がけてください。

ただし、都市部では小さな中継基地局が混在しているため（１１６ページ参照）、実際に通信に使う以外の雑電波の影響を受けがちです。そのため、バーアンテナは３本でも出力が大きい場合がありますから、ある程度の目安として考えたほうがよいでしょう。

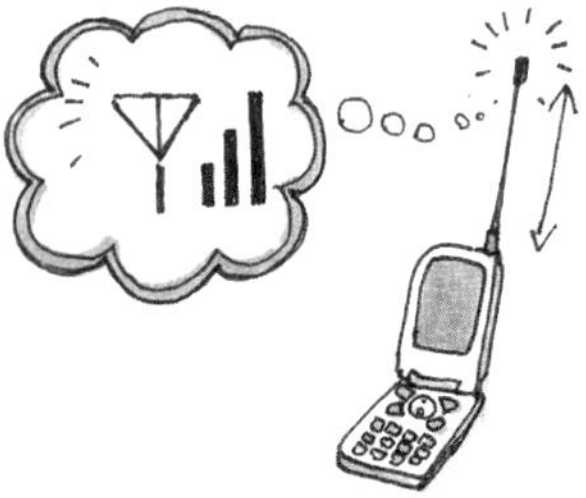

11 金属フレームのメガネやピアスなどに注意

金属で頭部への吸収率が増える

金属が携帯電話のアンテナの近くにあると、発生する電磁波が反射し、局部的に強くなります。

金属フレームのメガネによる電磁波反射の可能性については、89年にアメリカで、「最悪のケースでは電磁波が10倍になる可能性があるので、安全基準を設定する場合に考慮しなければならない」と指摘されました。その後、イギリスで測定された結果では、アンテナが金属メガネのフレームに接触すると、電磁波の頭部への吸収率が46％も増加しています。

現在のSAR基準値では、こうした増加分を想定していません。現在のワースト1である東芝のC5001T（通信会社au）の値は、102ページに紹介したように1kgあたり1・620Wです。金属フレームのメガネをかけてこれを使用した場合、吸収率が46％増えるとすると、1kgあたり2・365Wとなり、基準値の2Wを超えてしまいます。このほか約10台が基準値を超える計算です。金属フレームのメガネをかけている人は、とくにSAR値が低い機種を選び、できるだけイアホンマイクを使うほうがよいでしょう。

同様の影響は、ピアスやイアリング、ヘアピンなどでも起こる可能性があります。携帯電話の使用中に頭痛やめまいがした経験がある人は、金属フレームでないメガネに替えたり、携帯電話を当てるほうの耳のピアスやイアリングをはずしたりすると、症状が改善するかもしれません。

12 防護グッズは役に立つのか

アメリカでは販売禁止に

携帯電話からの有害な電磁波を浴びる量を減らす、あるいは無害化するという謳い文句で、さまざまな防護グッズが販売されています。最近は店頭ではあまり見かけなくなりましたが、通信販売ではまだ流通しています。日本子孫基金へも、その効果に対する問合せがよくありますが、本当に有効なのでしょうか？

電磁波を反射・吸収する素材（金属など）を携帯電話と頭部の間に配置して、頭部への電磁波の吸収量を減らすのが、防護グッズの基本的な仕組みです。日本では、性能の基準や販売の規制は一切ありません。これに対して欧米では、政府による検査や取締りが行われており、効果のないことが明らかになったほか、販売禁止になった商品もあります。

アメリカでは02年2月、連邦公正取引委員会が携帯電話の電磁波防護グッズメーカー2社に対して、「電磁波を浴びる量が減るという科学的な根拠がない」として、商品の販売禁止と、すでに購入した消費者への払い戻しを命じるように、裁判所へ告発しました。この商品は金属メッシュでできた小型シールで、電話機のスピーカーの部分に貼り付けます。20～25ドル（約2400～3000円）で、パッケージには「有害な電磁波の99％をカットする」などと表示してありました。

公正取引委員会のハワード・ビールス消費者保護局長は、「これらの防護グッズはまったく効果がない」と述べています。

一見効果がありそうな商品にも欠陥

イギリスでは、通産省が市販の携帯電話用防護グッズの性能の検査を委託。形が小さく、携帯電話の一部分しか覆わない商品は、まったく効果がありませんでした。しかも、反射した電磁波が頭部への電磁波吸収率を増やす商品さえあったほど。これは、金属フレームのメガネによって電磁波吸収率が上昇するのと同じ理屈です。

一方、携帯電話をすっぽり包む収納ケースを作り、使用する際に頭に接するほうの内側全面に金属シートを貼り付けた商品については、最大出力で電波を発信している場合、頭部への電磁波吸収率を80～90％も減らす効果がありました。ただし、同時に携帯電話の受・発信の電波効率も低下させていました。

見晴らしのよい屋外など電波の届きやすい場所では、携帯電話は最大出力の100分の1程度まで出力を抑えています。そうした場合、防護グッズによって電波効率が悪くなると、携帯電話が自動的に発信出力を強くするため、電磁波を浴びる量は減りません。

以上の点から、検査の報告書は防護グッズの有効性に否定的です。そして、携帯電話を身体から離してイアホンマイクを使うこと、SAR値の低い機種を選ぶことなどを勧めています。

13 話していなくても電波を発信

瞬間的に針が振り切れるほどの強さ

読売新聞社が02年3月に実施した全国世論調査では、電車やバスに乗るとき携帯電話の電源を切る人は27%しかいません。留守電モードなど着信音が鳴らないように配慮する人は53%いましたが、何も配慮しない人も18%でした。*

電車内では、混雑時には電源を切るように車内放送されています。それは、通話していなくても自動的に電波を発信する場合があるからです。

そこで、電車内で携帯電話からいつ電波が発信されているか調べてみました。調査したのは平日の午前中、通勤ラッシュ後の11時ごろ。NTTドコモの携帯電話と測定器(トリフィールドメーター)を持ってJR総武《そうぶ》線に乗車し、中野駅と四ツ谷駅の間を数回往復しました。その間、電源は入れてありますが、通話はしていません。

すると毎回、大久保駅と新宿駅の間と千駄ヶ谷《せんだがや》駅と信濃町《しなのまち》駅の間で1回ずつ、バーアンテナの本数が減っていき、下の写真のように瞬間的に測定器の針が振り切れました。

携帯電話は、複数の中継基地局が一つの区域

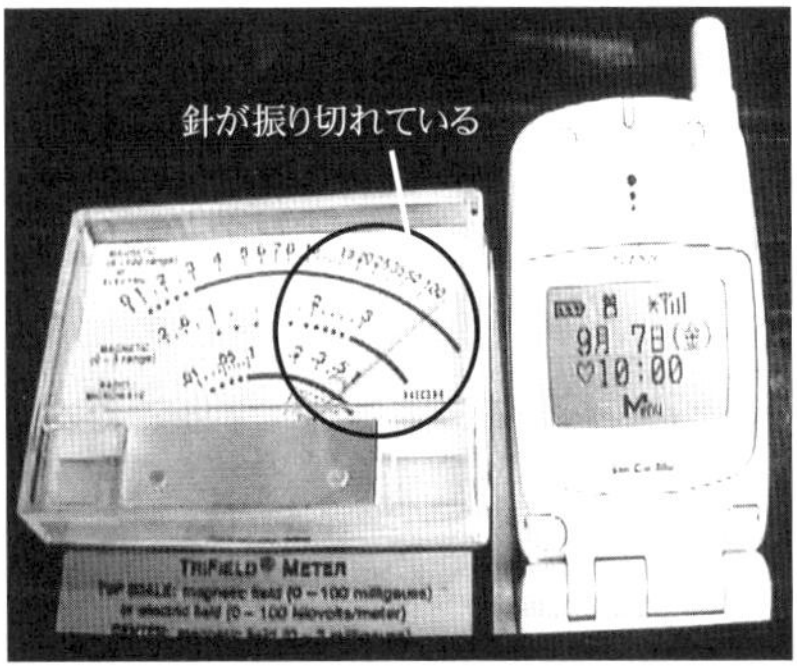

*『読売新聞』02年4月11日。

（ゾーン）を形成し、ゾーン内に何台の携帯電話があるかを常に把握しています。携帯電話の持ち主が別のゾーンへ移動すると、その瞬間に電波を発信。新しく入ったゾーンの中継基地局に、位置情報を知らせます。発信時間は約0・2秒ですが、出力は通話時と同じくらいの強さです。

通話時に比べれば、頭部から離れていて時間も短いので、持ち主への危険性は少ないと言えます。しかし、心臓が悪い人が身につけているペースメーカーに影響する可能性が心配です。同じ通信会社の携帯電話を持っている人が多数乗車していた場合、同じ地点でいっせいに電波が発信されるのですから。

ペースメーカーに影響を及ぼさない距離の指針（総務省）は22㎝。座席に座り、携帯電話を左手に持ってメールを打った場合、左隣の人の心臓との距離は22㎝以内にならないとは限りません。どうしても車内でメールを打つ必要がある場合は、通路に立ち、すぐ近くに他人がいないことを確認してからにしましょう。

留守電モードでも、着信時に電波を発信

「留守電モードにしていれば、電波は発信されない」と思っている人も、けっこういるようです。しかし、留守電モードでも、電話がかかってくれば携帯電話は電波を発信しています。

電話着信のシステムは、次のとおりです。

① 中継基地局から携帯電話に対して、応答を求める信号が送信される。
② 携帯電話が応答電波を発信する。
③ 機械同士で信号のやり取りを行い、通話に使用するチャンネルを確保する。
④ 着信音が鳴る。

留守電モードの場合は、着信音が鳴る前にサービスセンターへ転送されます。

病院や飛行機内のように、携帯電話が発信する電波が機器の誤作動を生じさせる可能性のある場所では、必ず電源を切ってください。「留守電モードにしておけばいい」というのは誤りです。

14 エコラベルの導入を進める

ドイツでは1kgあたり0・6W以下にエコラベル

日本では、携帯電話の機種別SAR値は通信会社のホームページ上でしか公表されていません。実際に商品を選ぶ際はとても不便です。欧米でもパッケージの箱の中に表示されているだけで、やはり店頭で選ぶときの役には立たず、消費者グループから批判されてきました。それに応える形で、SAR値が相対的に低い携帯電話に一目でわかるラベル表示を進めようという動きが、ドイツで始まっています。

図20 ドイツの携帯電話のエコラベル

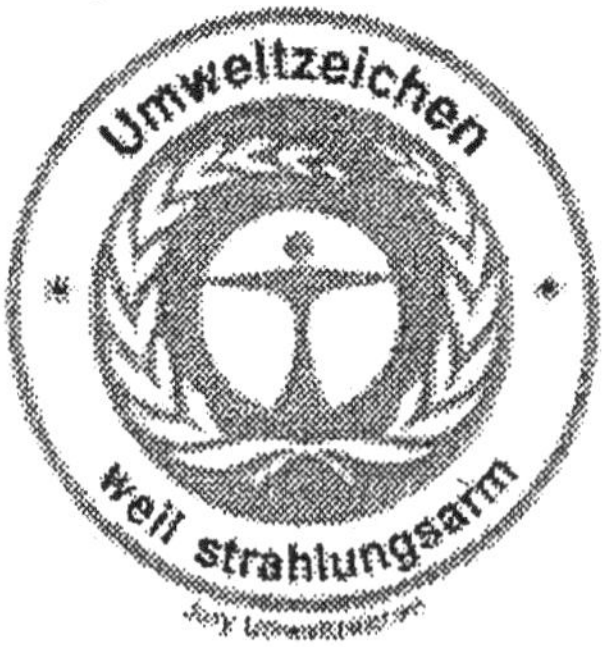

ドイツのSAR値の基準は、日本と同じ1kgあたり2Wです。環境省は、その3分の1以下の1kgあたり0・6Wより低い携帯電話に「環境に配慮した製品」と書かれたラベル（図20）を付けるという政策を02年6月に打ち出しました。いわば、エコラベルの導入です。「携帯電話の電磁波による健康への影響の可能性を心配しながら、携帯電話の使用をやめたいとは思っていない消費者のためになる」というのが、その理由。加えて、新機種の設計にあたって予防原則を適用しようとする企業を増やす効果もあると判断しました。

しかし、モトローラ、ノキア、シーメンス、ソニー・エリクソンなどの携帯電話メーカーは一斉に反発。以下は、メーカーの主張と環境省の説明です。

「そもそも0・6Wに科学的根拠がない。それに、現在の基準以下ならば安全なはずなのだから、新たにより低い表示基準をつくると、それを超える値の携帯電話は危険だと思わせる結果になる」

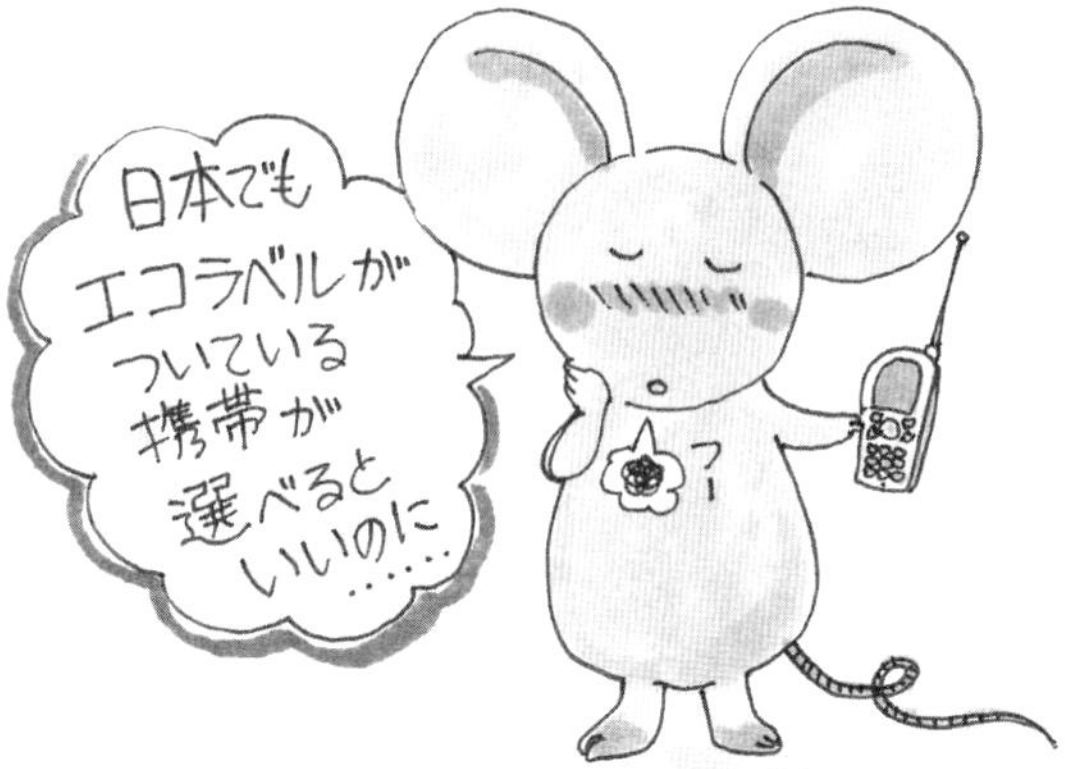
日本でもエコラベルがついている携帯が選べるといいのに……
フー

「たしかに現在の基準値は、科学的に証明されている健康への影響だけから判断すれば十分である。しかし、より低い値でも健康に対する有害性が指摘されている。それゆえ、予防原則という観点から浴びる量を減らすのは適切だ」

ドイツで販売されている携帯電話の15％は、この1kgあたり0・6W以下になっているそうです（02年6月現在）。

スウェーデンは0・8W以下に表示

パソコンの画面から発生する電磁波については、低減する取組みが国際的に進んでいます。それに大きな影響を与えた組織が、スウェーデンの労働組合協会（略称TCO）です。このTCOは携帯電話の規制についても活動しており、01年にSAR値が1kgあたり0・8W以下の商品にラベルを付けるという規格を作成しました。

15 イアホンマイクの無償提供を求める

アメリカ最大手が予防原則を採用

アメリカの通信会社の最大手AT&Tワイアレス社は、全米の携帯電話ユーザー1640万人にイアホンマイクの無償提供を01年9月から始めました。販売する携帯電話にはすべて、イアホンマイクが無料で付きます。さらに、契約ずみのユーザーには、イアホンマイクと無料で交換できるクーポン券を送ります。クーポン券には、こう明示されていました。

「携帯電話が有害という科学的証拠はない。だが、電磁波が気になるのであれば、イアホンマイクの使用で浴びる量を減らすことができる」

企業が電磁波低減のための具体的な措置をとったのは、世界ではじめてです。AT&Tワイアレス社は「携帯電話が危険だと認めたわけではない」と言っていますが、予防原則を採用したことは評価できます。

賠償金を減らすための自衛措置

こうした対応の裏には、脳腫瘍にかかった患者たちが起こす裁判が増えているという事情があります。加えて、新たに企業の不作為の違法性を問う集団訴訟も始まり、AT&Tワイアレス社も被告の1社です。そこでは、企業が対策を講じなかった(不作為)責任を原告(脳腫瘍の患者ではない)が次のように問うています。

「携帯電話と脳腫瘍の因果関係は100%実証

されてはいないが、企業は携帯電話の電磁波が脳腫瘍など健康への影響を起こす可能性と、イアホンマイクを使えば電磁波が低減できることを知っていた。にもかかわらず、消費者に対して何の対策もとらなかった」

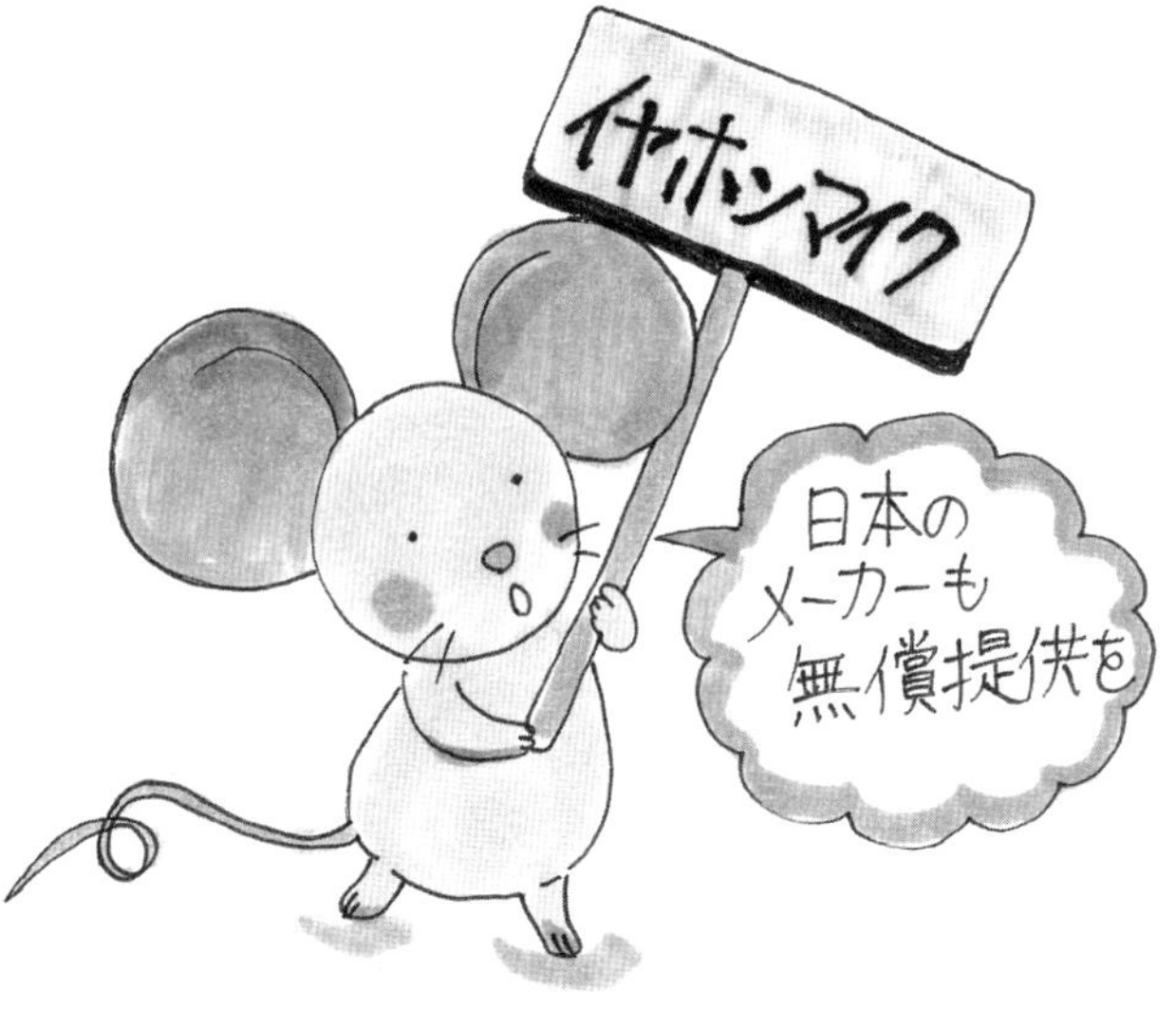
イヤホンマイク
日本のメーカーも無償提供を

原告の要求は、①消費者に対するイアホンマイクの無償提供、②自費で購入したユーザーに対する費用の返済、③全ユーザーに対する賠償金の支払いです。被告側が仮に敗訴すれば、賠償額が膨大になる可能性があります。AT&Tワイアレス社の無償提供は、この賠償金を減らすために積極的な取組み姿勢を見せておくという自衛措置だったのでしょう。

この訴訟は、「科学的な根拠が稀薄である」という理由で03年3月に提訴自体が却下されました。しかし、原告側は新たに各地で訴える方針のようです。

科学的な根拠はともあれ、日本の通信会社にもイアホンマイクの無償提供を求めたいものです。不作為による責任は同じようにあるのですから。

16 中継基地局周辺でガンが多発

３００ｍ以内に住む人びとにさまざまな症状

携帯電話の普及にともなって、中継基地局の数が増えてきました。中継基地局とは、有線の電話網と携帯電話の間を中継する設備。高さ15～50ｍの鉄塔を建てたり、マンションやビルの屋上、電柱の上、地下鉄ホームの天井などに設置されています。アンテナは2本1組で、1本は送受信兼用、1本は受信専用。ひとつの基地局で、数km～十数kmの範囲をカバーしています。

どこにいくつの中継基地局を建てるかは、携帯電話の通信会社が独自に決定。どこでも通話できるようにとの配慮から、人口の少ない地域にも造られています。人口の多い都市部では、同時に多くの人びとが通話できるために、狭い範囲に乱立するようになりました。

中継基地局付近では電磁波が強くなります。「1m以上離れれば基準値以下になるので問題ない」というのが通信会社の主張ですが、周辺に住む人びとは、仮に弱くても一日中浴び続けることを心配してきました。不安をもつのは当然でしょう。

フランスで02年に、中継基地局の影響についての疫学調査の正式結果が世界ではじめて発表されました。調査を行ったのはロジェ・サンティニ博士(国立応用科学研究所)などで、対象は530人。頭痛、倦怠感、睡眠障害など18の症状と、中継基地局からの距離の関連を調べました。その結果、表14のように、16の症状は中継基地局から300m以内に住む人びとに統計上多く(有意に)発生。男女別では、頭痛、吐き気、食欲減退など7つの症状で、女性のほうが影響が表れやすいという結果でした。

表14　中継基地局からの距離と症状の関係

中継基地局からの距離	300 m 以上の距離の人たちと比べて有意差が表れた症状
10 m 以内	吐き気、食欲減退、視覚動揺、行動障害
100 m 以内	刺激、憂鬱、記憶力の低下、めまい、心臓病、聴覚障害、集中困難
200 m 以内	頭痛、睡眠障害、不快感、皮膚疾患
300 m 以内	倦怠感

　この調査は、01年9月に抄訳が医学誌に発表されただけで、大きな反響を呼びました。フランスでは中継基地局の建設反対運動が盛んで、新規の建設は遅れがちということです。

50m以内にある小学校で110人に1人が小児ガン

　スペインでは、50m以内に36基もの携帯電話の中継アンテナが建てられた小学校で、1年あまりで4人の児童に小児ガンが発生。ヨーロッパ中で大騒ぎになりました。

　スペイン中部のバリャドリード市にある小学校から50m離れたビルに36もの中継アンテナが建てられたのは00年11月です。その後11カ月の間に、全校児童450人中3人に小児ガン（2人が白血病、1人がリンパ腺ガン）が発生。小児白血病の発生率は年間10万人に約4人ですから、その170倍弱という恐るべき比率です。

　親たちは、中継アンテナの電波を止めるように告訴。市当局は予備調査の結果、01年11月に「中継アンテナの電波発信から最初の子どもの発症までは1カ月しかないので、電磁波が原因とは考えにくい」という見解を発表しましたが、裁判所は12月21日、中継アンテナからの電波発信を一時的に止める命令を出しました。さらに、その直後に新たに児童の1人が白血病を発症。市当局は02年1月2日、原因究明のために、親や校長を含めて学校への一切の立ち入りを禁止しました。

　子どもが白血病になったマリア・ガルシアさんは、新聞記者の取材にこう答えています。

「この小学校の児童に32年間、小児ガンは1件も発生していません。4人目の子どもの両親は、

『登校をやめさせようと思っていたところだったのに』と自分を責め、病気になってしまいました」

通信会社に求められる対策

4人の小児ガンの原因が携帯電話の中継アンテナからの電磁波かどうかは、科学的にはまだ判明していません。しかし、スペインに限らず各国で多くの市民が、中継基地局の危険性について、大きな関心をもっています。携帯電話だけならば、使うか使わないかは個人の選択です。使う場合も、101～107ページに述べたように意識すれば気をつけられます。ところが、中継基地局の周辺ではたとえ弱くても永続的に電磁波を浴びるし、個人で気をつける手段がありません。

WHO国際電磁場プロジェクトのミーティング資料には、「中継基地局の危険性評価について、研究者の関心は低い」という指摘をよく見かけます。新たな技術を社会に導入する際には、これまでの科学的知見からいったん離れ、「常識」を疑って徹底的に調査するという姿勢を、ぜひ研究者にもってほしいものです。

イギリスでは、携帯電話の健康への影響について、総額740万ポンド（約11億5500万円）の予算で調査研究プロジェクトが進められています（費用は国と産業界が折半）。そのなかで、中継基地局周辺における小児白血病などのガン発症率を調べる大規模な疫学調査が行われることが03年に決まりました。数年後には、中継基地局からの電磁波の有害性についての情報が増えてくるでしょう。

図21は、日本の携帯電話中継基地局周辺の電力密度の例です。アンテナからは斜め下に向けて電波が出ているので、中継基地局の真下よりも200m離れたほうが強くなっています。

オーストラリアの疫学調査では、テレビやラジオの放送タワーから4km以内に住む子どもは、12km以上離れた地域

図21 携帯電話中継基地局から発生する電波の電力密度

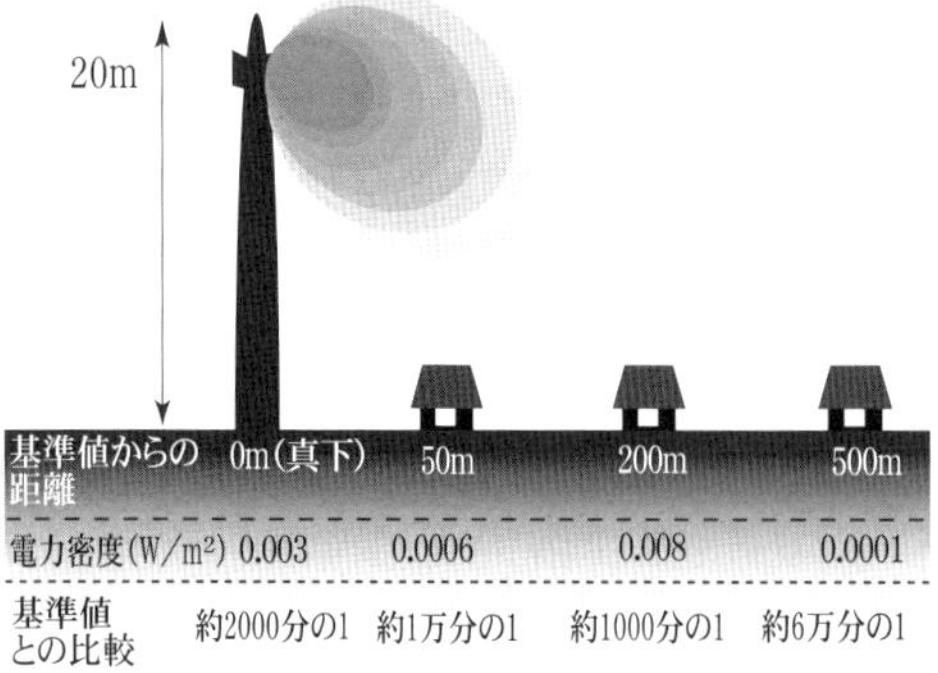

基準値からの距離	0m（真下）	50m	200m	500m
電力密度(W/m²)	0.003	0.0006	0.008	0.0001
基準値との比較	約2000分の1	約1万分の1	約1000分の1	約6万分の1

（出典）総務省関東総合通信局のデータをもとに作成。

に住む子どもに比べて小児白血病が２・３倍でした。このとき影響が表れた値は１㎡あたり０・００２Ｗ以上。図21の値は２００ｍ離れたところで０・００８Ｗですから、その４倍です。

また、ビルが密集した地域では、電磁波が反射・増幅して局地的に強くなる可能性があります。健康への影響が懸念される現状では、通信会社は少なくとも次の対策をとるべきです。

① 中継基地局の所在地と周辺の電力密度のデータを調べ、公表する。

② 技術的に可能な最低限の強さの出力にする。

③ 学校や病院などに電波が直撃しないように配慮する。

17 海外で進む中継基地局対策

中継基地局に予防原則を適用

中国やロシアはもともと、電磁波の人体への影響について熱作用以外の問題を考慮していました。したがって、中継基地局から発生する電磁波についても、国際非電離放射線防護委員会（ＩＣＮＩＲＰ）の国際ガイドライン値の45分の１という厳しい基準が適用されています。

ＥＵなどでも、予防原則に従ってより厳しい基準が取り入れられています。イタリアは、中国・ロシアと同程度の基準を、スイスはさらに厳しい基準を設定しました（１２０ページ表15）。地方自治体単位でも、そうした動きがあります。フランスの首都パリでは、国際ガイドライン値の100分の1という規制値を市政府が設定。パリ市内で操業する通信業者3社と協定を締結しました。

中継基地局の位置と出力データを公開

スイスでは、中継基地局の位置情報をインターネットで公開しています(http://www.bakom.ch/en/funk/freq_nutzung/standorte/index.html)。中継基地局に加えて、テレビ局、ラジオ局、タクシー無線局の位置も見られるので、複数の発生源が集中して電磁波が強くなりそうな場所がわかります。

イギリスでは、政府の委託を受けて調査した専門家グループが、学校周辺の中継基地局に対して、「電波が学校の敷地内を直撃しないように配慮し、出力は通信サービスに支障がない最低限のレベルに抑えるように」勧告しています。また、中継基地局の所在地とデータを公開し(http://www.sitefinder.radio.gov.uk/)、基地局の高さ、出力、通信会社名も見られます。

イギリスのように中継基地局の所在地、中継アンテナの高さと出力を公開すると、どんなメリットが得られるのでしょうか。

一般に、アンテナが高いほど出力は大きいと考えられてきました。ところが、イギリスの公開データを見ると、15mの高さのアンテナから4Wの出力だったのに対して、6mの高さのアンテナから302Wもが発信されていたのです。また、もっとも電磁波の値が高いアンテナは、低いアンテナの420倍にもなっていました。こうした意外な事実が、情報公開によってわかるのです。日本のように公開されていない国では、国民の健康にとって重要な事実を知ることができません。

なお、送電線の鉄塔と同じように、アンテナを高くして、出力を弱くするほど、電磁波を浴びる値は小さくなります。

表15　各国の中継基地局から発生する電磁波の規制値

(mW／㎡)

ICNIRP	4500（900 MHz）、9000（1.8 GHz）
日本	6000（800 MHz）、10000（1.5 GHz）
アメリカ	10000（1.8 GHz）
ロシア	100
中国	100
イタリア	100
スイス	42

（出典）*Microwave News,* Mar./Apr., 2003.

エピローグ

予防原則による規制へ

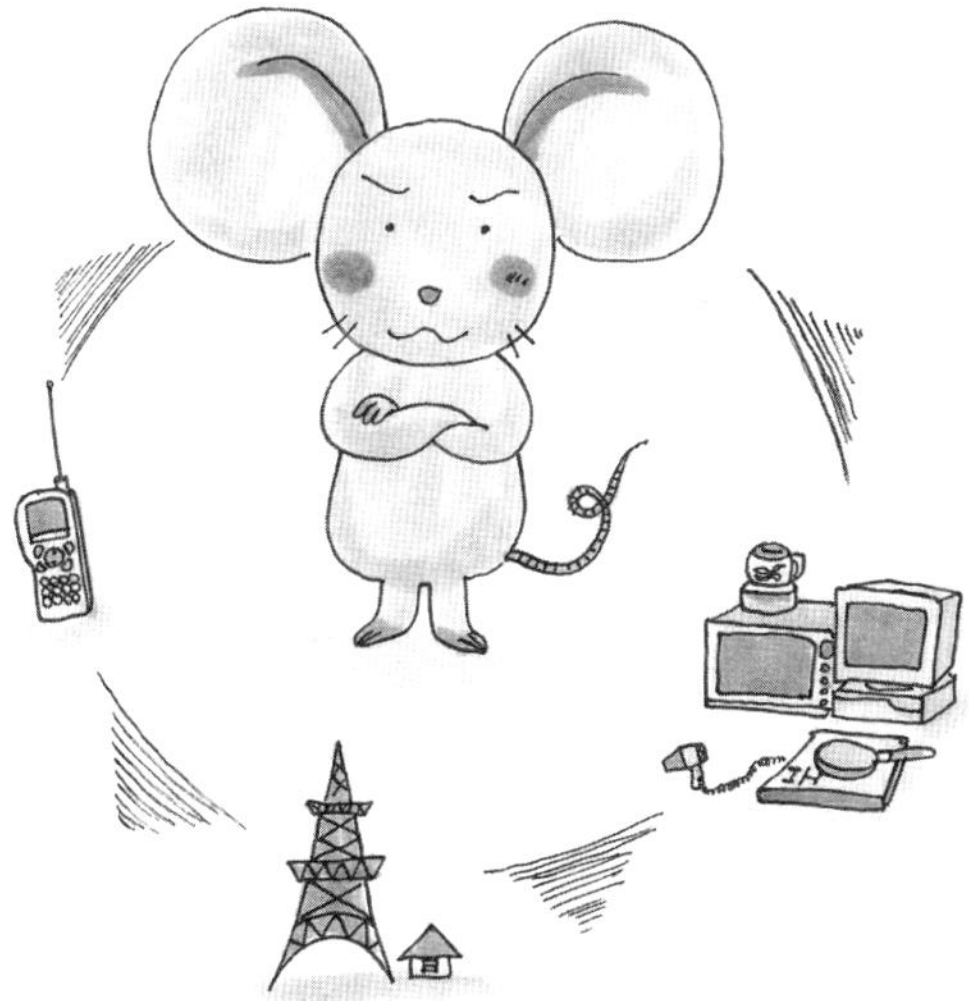

ＷＨＯによる国際的な調査・研究

電磁波の健康への影響については、ＷＨＯが96年に10カ年計画で国際電磁場プロジェクトを発足させ、調査・研究を行ってきました。ここには、世界54カ国の政府代表と、16の国際機関および共同研究センターが参加しています。おもな内容は、①送電線や家電製品から発生する３００ヘルツ以下の超低周波と、②携帯電話などの10メガヘルツ～３００ギガヘルツの高周波に関する、電磁波の危険性の評価です。

いまのところ超低周波のほうが先行しており、03年中に「環境保健基準」という報告書を作成する予定。そこには、日本とイタリアで行われている白血病の疫学調査の結果が反映されることになっています。高周波電磁波については、国際ガン研究機関が中心となって日本も含めた10カ国以上で、携帯電話と頭部・頚部ガンとの疫学調査を実施中。ただし、各国で調査が遅れているため、ＷＨＯが最終的な危険性評価を行うのは05年以降になりそうです。

電磁波に対する予防原則のフレームワークづくりへ

03年２月24～26日、ＷＨＯは欧州委員会との共同主催で、「電磁波への予防原則の適用」と題する国際会議を開催。会議の冒頭、国際電磁場プロジェクト責任者のレパチョリ博士は、電磁波へ予防原則を適用する意向を表明しました。

「現実世界にはさまざまな危険性があり、不確実性に満ちている。科学にも不確実性があり、リスク評価がむずかしいのは当然だ。しかし、重要なのは、リスク評価が確定しない間に何をするかである。現在の基準値やガイドライン値以下でも、電磁波が生物学的影響を起こすという報告がある。ＷＨＯは今後、電磁波のみならず一般政策に対して、予防原則を適用するためのフレームワークとガイドラインをつくっていきたいと思っている。予防原則を適用すべきかどうかを議論する段階では、すでにない。どのように適用すべきかが問題なのである」

そして、報告書の第11章に予防原則の項目を載せることが決まりました。予防原則とは、健康に対して深刻な影響を起こすおそれがある物質や作用に対して、因果関係に科学的な不確実性が残る場合であっても、その原因となるものに対して対策をとるという考え方です。ＥＵ諸国は、食品の安全性に関して適用することをＷＴＯなどの場で主張しています。

これは、ＷＨＯの政策の大きな変化とみなせます。ＷＨＯの役割は、健康への影響がある物質や作用に対して各国政府が採用し得る政策を提案することで、これまでは科学的な実証にもとづくものに限られてきました。それは、予防原則の適用によって科学の信用に傷がつき、公衆の不安が増すことを懸念していたからです。今回はじめて、電磁波に関しては科学的実証性の限界を認め、予防的な観点からの政策に踏み出しました。

予防原則の導入で対策の範囲が広がる

図22を見てください。電磁波に限らず、私たちはたくさんの健康へ影響を及ぼす可能性がある物質に囲まれて生活しています。そのなかで影響を及ぼす可能性が高く、被害の程度も大きい物質は禁止されてきましたが、それらが低く小さい物質については何の対策もとられてきませんでした。

こうした規制や対策の採用にあたっては、可能性の確度と、被害の大きさを、総合的に判断しなければなりません。したがって、調査を進めて情報を公開するという段階から、現行より厳しい基準やガイドラインの設定や禁止まで、幅広い選択基準があります。そうした際に予防原則は、「科学的な証拠が不十分なために拘束力ある環境基準や目標値としての指針値（ガイドライン）を設定できない」とされてきたものにも適用されるので、対策の範囲が広がるのです。

図22　予防原則の概念と規制・対策の関係

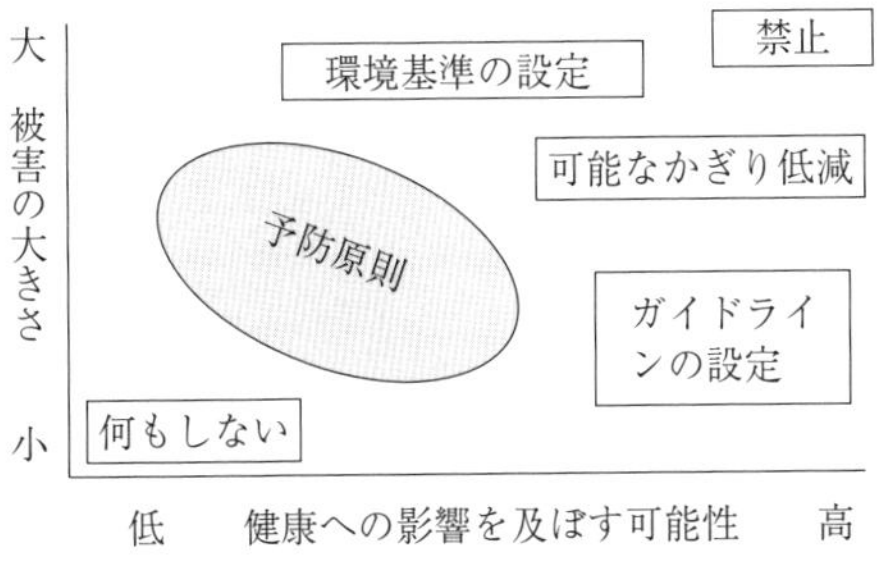

たとえば、4ミリガウス以上の超低周波の電磁波よる小児白血病の危険性は、たくさんの疫学調査で確認されています。ところが、作用のメカニズムが未解明なため、「科学的な証拠が不十分」という理由で、現在の国際非電離放射線防護委員会（ICNIRP）の国際ガイドライン値作成の根拠とはされていません。予防原則の適用とは、この小児白血病の危険性に対して、完全な科学的証明を待たずに、何らかの対策をとることを意味します。

すでに各国で、予防原則が適用されるケースが増えてきました。42ページで紹介したアメリカのカリフォルニア州のレポートは、その一例です。また、スイスでは、国際ガイドライン値に準じた防護基準とは別に、住宅やビルや公園などに対して特別に約100倍も厳しい予防基準（10ミリガウス）を設定。送電線、変電所、鉄道設備などから発生する電磁波がこの値を超えないように命じています。WHOによる予防原則の検討は、こうした各国の規制を後押しするものです。

異なる結果が出た原因を究明する研究が求められている

科学的な研究を進めることも重要です。とくに、同様の動物実験で異なる結果が出た場合、なぜなのかを協力しあって解明することを、研究者の方たちにお願いしたいと思います。

そうした例に、ラットを使った電磁波による乳ガンの実験があります。最初に、ドイツのウォルフガング・レッシャー博士は、電磁波によってラットに乳ガンが発症しやすくなったと報告。これに対して、アメリカで再実験を行ったラリー・アンダーソン博士たちの結果は、異なりました。両者はその後、なぜ違いが出たのかを協力して研究。実験に使用したラットの遺伝子の違いが原因であることを突き止めました。電磁波の影響を受けやすいラットと受けにくいラットがいたわけです。

個々の研究の積み重ねによって、電磁波の人間や生物の身体に対する影響の解明が進んでいくことを期待します。

あとがき

電磁波に関する本はすでに何冊か出版されています。しかし、それらの多くは難解であり、また、日常生活のなかで実現可能などんな対策をとればよいのかがはっきりしていないのではないでしょうか。この本は、たくさんの外国の疫学調査や動物実験、そして筆者自身が行ってきた調査、取材、実験から、できるだけわかりやすく、そして、少しでも危険性を避けるために具体的にどうすればよいかに主眼をおいて、書きました。日本子孫基金の月刊誌『食品と暮らしの安全』に書いた記事をもとに、大幅に加筆したものです。

執筆にあたっては、多くの方々にお世話になりました。なかでも、北里研究所病院の坂部貢先生には、ご多忙にもかかわらず原稿に目を通していただき、貴重なたくさんのアドバイスをいただきました。また、バーティル・パーソン博士やオム・ガンジー博士には、オリジナリティの高い実験写真の掲載をご快諾いただき、デ・クン・リー博士やアメリカの電磁波問題専門紙『マイクロウェーブニュース』のルイス・スレシン編集長からは、メールでの問合せに対して丁寧な回答をいただきました。この場を借りて、心からお礼申し上げます。

一般読者が読む本の形に仕上がったのは、コモンズの大江正章さんのおかげです。つたない文章が、かなり読みやすくなりました。ただし、内容のすべての責任は私にあります。また、さまざまな調査を行う機会を与えていただいた日本子孫基金と、そのスタッフの方々のご協力にも深く感謝しています。

二〇〇三年六月

植田武智

●第4章3

Szmigielski S, "Cancer morbidity in subjects occupationally exposed to high frequency (radiofrequency and microwave) electromagnetic radiation", *The Science of the total environment,* Vol.180, No.1, Feb., 1996, pp.9-17.

Hardell L., "Celluar and Cordless Telephones and the Risk for Brain Tumours", *European Journal of Cancer Prevention,* Vol.11, No 4., Aug., 2002, pp.377–386.

Repacholi M. H. et al., "Lymphomas in Eu–Pin 1 transgenic mice exposed to pulsed 900 MHz electromagnetic fields", *Radiation Research,* Vol.147, No.5, May, 1997, pp.631–640.

Tice R. R. et al.,"Genotoxicity of radiofrequency signals. I. Investigation of DNA damage and micronuclei induction in cultured human blood cells", *Bioelectromagnetics,* Vol.23, Issue 2, Feb., 2002, pp.113–126.

●第4章4

Bertil R. R. Persson, "Blood–brain barrier Permeability in rats exposed to electromagnetic fields used in wireless communication", *Wireless Networks,* Vol.3, No.6, Dec., 1997.

Leif G. Salford, "Nerve Cell Damage in Mammalian Brain after Exposure to Microwaves from GSM Mobile Phones" *Environmental Health Perspective,* online Jan., 2003.

Leszczynski D., "Non–thermal activation of the hsp 27/p 38 MAPK stress pathway by mobile phone radiation in human endothelial cells : Molecular mechanism for cancer–and blood–brain barrier–related effects", *Differentiation,* Vol.70, No.2-3, Feb., 2002, pp.120–129.

●第4章5

Microwave News, May/June, 1998.

Wang B, Lai H, "Acute exposure to pulsed 2450 MHz microwaves affects water-maze performance of rats", *Bioelectromagnetics,* Vol.21, Issue 1, 2000, pp.52–56.

●第4章6

Hocking B., et al., "Neurological abnormalities associated with CDMA exposure", *Occupational Medicine.,* Vol.51, No.6, 2001.

Hocking B., et al., "Neurological abnormalities associated with mobile phone use", Occupational Medicine., Vol.50, No.5, 2000.

●第4章7

Youbicier–Simo B. J., et al., "Mortality of Chicken Embryos Exposed to EMFs from Mobile Phones, BEMS 20 th annual meeting", St. Petersburg, Florida, USA, 1998, pp.99–100.

●第4章8

藤原修ほか「携帯電話に対する頭部のドシメトリ解析と安全性評価」『電子情報通信学会論文誌』83巻B5号、2000年5月、720〜725ページ。

Gabriel C. et al., "Changes in the dielectric properties of rat tissue as function of age at microwave frequencies", *Physics in Medicine and Biology*, Vol.46, No.6, June, 2001, pp.1617–1629.

Micorwave News, May/June, 2002.

Microwave News July/Aug., 2002.

http : //www.iegmp.org.uk/report/index.htm

Microwave News, Jan./Feb., 2001.

●第4章10

Kirkpatrick K., "The Cell Phone Safety Disconnect", *Fortune*, 28, Aug., 2002.

●第4章11

Davias N., Griffin D. W., "Effect of metal–framed spectacles on microwave radiation hazards to the eye of humans", *Medical Biological Engineering and Computing,* Vol.27, No.2, Mar., 1989, pp.191–197.

Troulis S. T., et al., "Effect of 'Hands–Free' Leads and Spectacles on SAR for a 1.8 GHz Cellular Handset"(http : //telecoms.eeng.dcu.ie/symposium/papers/E 2.pdf)

●第4章12

http : //www.ftc.gov/opa/2002/02/svicomstar.htm

On the effectiveness of Various Types of Mobile Phone Radiation Shields : Report prepared by SARTest for DTI., June, 2001.

●第4章16

Santini R. et al., "Investigation on the health of people living near mobile phone telephone relay stations : I/Incidence according to distance and sex", *Pathologie Biologie,* Vol.50, No.6, July, 2002, pp.369–373.

●第4章17

http : //www.powerwatch.org.uk/norwich-mast.htm

〈参考文献一覧〉

●第1章2

Lena Hillert, *Hypersensitivity to electricity : symptoms, risk factors and therapeutic intervention,* Kalolinska Institutet, Stockholm, Sweden, 2001.

Hajime Kimata, "Enhancement of Allergic Skin Wheal Responses by Microwave Radiation from Mobile Phones in Patients with Atopic Eczema/Dermatitis Syndrome", *International Archives of Allergy and Immunology,* Vol.129, 2002, pp.348-350.

●第2章3

Robert Kane, *Cellular Telephone Russian Roulette : A Historical and Scientific Perspective,* Vantage Press, 2001.

●第2章4

久保田博南『電気システムとしての人体』講談社、2001年。

天笠啓祐『環境ホルモンの避け方』コモンズ、1998年。

●第3章1

NIEHS Report on Health Effects from Exposure to Power-Line Frequency Electric and Magnetic Fields, *NIH Publication*, No.99-4493, 1999.

●第3章3

http : //www.dhs.cahwnet.gov/ehib/emt/

●第3章4

Li D.K. et al., "A population–Based Prospective Cohort Study of Personal Exposure to Magnetic Fields during Pregnancy and the Risk of Miscarriage", *Epidemiology*, Vol.13, No.1, Jan., 2002.

Farrell J. M., "The effect of pulsed and sinusoidal magnetic fields on the morphology of developing chick embryos", *Bioelectromagnetics,* Vol.18, No.6, 1997, pp.431–438.

●第3章5

Sastre A., "Nocturnal exposure to intermittent 60 Hz magnetic fields alters human cardiac rhythm", *Bioelectromagnetics,* Vol.19, No.2, 1998, pp.98–106.

Savitz D.A., "Magnetic field exposure and cardiovascular disease mortality among electric utility workers", *American Journal of Epidemiology,* Vol.149, No.2, Dec.,1999, pp.1258–1259.

Johansen C. et al., "Mortality from Amylotrophic Lateral Sclerosis, Other Chronic Disorders, and Electric Shocks Among Utility Workers", *American Journal of Epidemiology,* Vol.148, No.4, Aug., 1998, pp.362–368.

E. Sobel, et al, "Elevated Risk of Alzheimer's Disease Among Workers with Likely Electromagnetic Field Exposure", *Neurology,* Vol.47, Dec. 1996, pp.1477-1481.

Van Wijngaarden et al., "Exposure to electromagnetic fields and suicide among electric utility workers : a nested case-control study", *Occupational Environmental Medicine,* Vol.57, Apr., 2000, pp.258-263.

●第3章10

Savitz D.A. et al., "Magnetic field exposure from electric appliances and childhood cancer", *American Journal of Epidemiology,* Vol.131, No.5, May, 1990, pp.763–773.

Li D.K. et al., "Electric blanket use during pregnancy in relation to the risk of congenital urinary tract anomalies among women with a history of subfertility", *Epidemiology*, Vol.6, No.5, Sep., 1995, pp.473–475.

●第3章11

Fumio Watanabe, "Effects of Microwave Heating on the Loss of Vitamin B(12) in Foods", *Journal of Agricultural and Food Chemistry*, Vol.46., No.1, Jan., 1998, pp.206–210.

●第3章16

Jacobs W.L. et al., "Survey and assessment of electric and magnetic field (EMF) public exposure in the transportation environment", *U.S. Department of Transportation Convertional Vehicle Data,* 1997.

●第4章1

王建星他「電波の人体影響——携帯電話の安全性と『電波グッズ』」『日本AEM学会誌』10巻1号、2002年。

●第4章2

久保田博南『電気システムとしての人体』講談社、2001年。

http : //www.unizh.ch/phar/sleep/

〈著者紹介〉

植田武智（うえだ・たけのり）

1962年　熊本県人吉市生まれ。

1987年　東洋大学大学院文学修士課程修了。

三多摩フィリピン資料センターに勤務。

1996～2004年　日本子孫基金（現・食品と暮らしの安全基金）に勤務。

現　在　科学ジャーナリスト。

電磁波、シックハウス、環境ホルモン、遺伝子操作食品など身の回りの危険な物質の調査・研究、安全な製品の開発などに取り組んでいる。

主　著　『危ない健康食品から身を守る本』（コモンズ、2005年）、『IH調理器を買う前に必ず読む本』（近代映画社、2007年）、『しのびよる電磁波汚染』（コモンズ、2007年）、『身近なお店で買える！家計も節約できる！安心安全食品ガイド』（洋泉社、2009年）。

共　著　『遺伝子操作食品の避け方』（コモンズ、2000年）、『食べるな、危険！』（講談社、2002年）、『食べたい、安全！』（講談社、2003年）。

〈シリーズ〉安全な暮らしを創る11

危ない電磁波から身を守る本

二〇〇三年六月二五日　初版発行
二〇一八年三月三〇日　16刷発行

著　者　植田武智

© Takenori Ueda, 2003, Printed in Japan.

発行者　大江正章
発行所　コモンズ

東京都新宿区西早稲田二−一六−一五−五〇三
TEL〇三（六二六五）九六一七
FAX〇三（六二六五）九六一八
振替　〇〇一一〇−五−四〇〇一二〇
info@commonsonline.co.jp
http://www.commonsonline.co.jp/

印刷／東京創文社・製本／東京美術紙工

乱丁・落丁はお取り替えいたします。

ISBN 4-906640-64-8 C0040